更快掌握！更精通！

大圃流

ESD手术技巧

大圃 研 港 洋平 著

林香春 译

辽宁科学技术出版社

沈阳

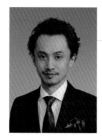

大圃 研

NTT东日本关东医院内镜部（NTT東日本関東病院 内視鏡部）部长

1998年毕业于日本大学医学部。在日本JR东京综合医院完成初期研修并进入消化内科。2000年开始涉猎ESD，自学研习技术。其后10余年，由于常年兼职，独立进行门诊、静脉点滴、住院病人管理、治疗等工作，感觉到个人技能的局限性，希望和团队一起工作，大圃先生于2007年加入NTT东日本关东医院。虽然最初只有3名成员，但是"大圃组"充满梦想，将"拥有绝对多的病例数，任谁也不能忽视"作为座右铭，现在拥有强有力的10名组员。大圃组规模仍然在迅速扩大中。

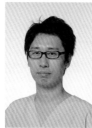

港 洋平

瑞典卡罗林斯卡学院临床医学系丹德吕德医院外科（Karolinska Institutet, Department of Clinical Sciences, Danderyd Hospital, Division of Surgery）

2007年毕业于日本鹿儿岛大学医学部。在东京都立墨东医院（東京都立墨東病院）完成后期研修后，被大圃先生ESD吸引，决定成为其弟子。2013年进入NTT东日本关东医院消化内科（大圃组），是日本国内少有的从结肠ESD开始进行培训的医生。2016年，港先生被瑞典丹德吕德医院聘为ESD及内镜诊断治疗指导。回到日本后港先生希望在大圃组继续进行下级医师的培训工作及新的内镜下微创疗法的研发。

「より上手く！より早く！大圃流ESDセミナー」大圃　研、港　洋平/著

Copyright © 2016 by YODOSHA Co.,Ltd.

All rights reserved.

Original Japanese edition published in 2016 by YODOSHA, Co.,LTD.

© 2019辽宁科学技术出版社

著作权合同登记号：第06-2018-17号。

图书在版编目（CIP）数据

大圃流ESD手术技巧 /（日）大圃研，（日）港洋平著；林香春译.—沈阳：辽宁科学技术出版社，2019.1（2024.4 重印）

ISBN 978-7-5591-1044-2

Ⅰ.①大…　Ⅱ.①大…　②港…　③林…　Ⅲ.①外科手术—内窥镜 Ⅳ.①R616.5

中国版本图书馆CIP数据核字（2018）第287595号

出版发行：辽宁科学技术出版社
　　　　　（地址：沈阳市和平区十一纬路25号　邮编：110003）
印　刷　者：辽宁新华印务有限公司
经　销　者：各地新华书店
幅面尺寸：182mm×257mm
印　　张：13.75
插　　页：4
字　　数：220千字
出版时间：2019年1月第1版
印刷时间：2024年4月第7次印刷
责任编辑：凌　敏　唐丽萍
版式设计：袁　舒
责任校对：尹　昭　王春茹

书　　号：ISBN 978-7-5591-1044-2
定　　价：198.00元

投稿热线：024-23284363　邮购热线：024-23284502　E-mail：1601145900@qq.com　http://www.lnkj.com.cn

推荐序

~本书是现代版的大圃流《论语》~

众所周知，大圃　研是年轻医生中内镜高手的代表，同时也是具有丰富培训经验的充满激情的医生。

听说"FRIDAY"也报道过他，我猜想会是由于"不伦"？"暴力"？但是当时他是单身，与不伦无关，而且看起来也是与暴力无缘的诚实医生（最近才知道，学生时代他和我一样是空手道部的，同样在空手道部，我的"硬派型"和他看起来的"软派型"是很不一样的），他是因为"内镜高手"而在FRIDAY中史无前例地被介绍，看来我的担心是杞人忧天了。留着一头带卷的背头做ESD的姿势就像电影中的场景，也许这也是他能够登上媒体的一个小理由吧。

有一点儿偏离了话题，这样的大圃医生在指导弟子的丰富经验基础上，为了回应弟子们的期待而做出写作这本书的计划。

《论语》是孔子的弟子在孔子死后记录孔子及其高徒们言行的书，如果除去大圃医生健在以外，是不是感觉本书就是现代版的《ESD版论语》呢？以在纸上画的几张讲解示意图为基础构成了"第1章 开始ESD前""第2章 需要掌握的技巧和窍门""第3章 手把手教：大圃流ESD的实操（食管、胃、结肠）"，通过这3章，他毫无保留地介绍了"大圃流"技术。

大圃医生几乎没有接受任何人的指导而创立了现在的"大圃流"。他把每一个动作都赋予了理由并以坚定的信念坚持下去，他对于每个做法的理由及理念进行了深入浅出的介绍。由于各种限制难以进入大圃道场的医生拿到本书也许会获得进入大圃道场的模拟体验。

我的结肠ESD方法是以癌中心流为主，模仿山本博德医生、丰永高史医生、矢作直久医生等前辈的技术而形成，借此机会也想吸纳大圃流的做法。

衷心希望大家通过本书掌握"大圃流ESD"，使更多的内镜医生ESD手术技术能"更快掌握！更精通！"

是否也让我接受结业考试呢，大圃先生？

国立癌症研究中心中央医院　内镜科（国立がん研究センター中央病院　内視鏡科）

斎藤　豊

2016年9月

3

序

ESD是内镜治疗的一种术式，这一术式有众多的流派。不用说使用的器材，连注射液、内镜、透明帽等都可能成为区分流派的理由，虽然不能说哪个流派正确，但是我建议不要把各种流派混杂在一起。我提倡"纯血主义"，理由是所有的技术都有被人接受的独到之处。我是自学ESD技术并形成自己的风格的，几乎没有受到其他医生的影响，因此有很多不同于常规的做法，对于每一个做法，无论好坏，我都赋予了自己的理由并坚定地做下来。所幸得到培训年轻医生的机会，现在已经有不少离开我们中心后能独立操作并获得稳定的治疗业绩的医生，我很高兴地认为这也许能证明我的流派没有大的错误吧。但是我认为这仅仅是我个人的操作方法，绝不是说这就是绝对正确的，更没有强加于人的意思，您觉得如果能够理解、接受我的做法，就可以尝试一下。

迄今为止，在指导其他医生的时候我总是要重复说同样的话，画同样的示意图进行说明，有不少研修医生珍藏那些示意图草图，也有复印这些材料的医生。随着弟子的增加，"希望将大圃指导的ESD总结一下""没有像教科书一样总结好的书吗？"这样的反馈逐渐强烈。这时，我收到羊土社的铃木女士、野野村女士的约稿——"为了普及致力于教学的大圃医生的技术，我们是否要出版书呢？"决定挑战一下。

本书主要以具有少量ESD经验的中初级者、觉得ESD很难进一步提高的医生们为对象，以我和在我们中心做过培训的港医生在培训时的记录为基础撰写，分为3章。第1章并不是ESD的理论，而是在ESD前必须掌握的内镜操作法，实际上是汇集了完成第2章以后的操作技术需要的基本操作方法。ESD做不好的人都是由于不能做好这些基本操作，如果在能够进行这些基本操作后开始ESD，会出现惊人的学习曲线。这部分看起来似乎让人不感兴趣、想跳过去，但是请一定认真阅读并理解这一章节。第2章集中了一系列ESD技术细微的技巧，通过这些技巧的积累就可以完成ESD。为了演示采用何种微细的内镜视野及图像进行操作的信息，我们使用了很多视频。第3章是在第1、第2章的基础上，以视频的方式介绍我们医院实际操作中的指导现场，以希望本书避免成为无聊的读物，传递一点现场感。

不能做到优秀就单纯归结于学员"没有感觉"，但是我认为"不能做到优秀是导师的责任"。不能做到优秀并不是学员没有感觉，一定是有原因的，我针对每个人的原因进行了分析。我认为所谓的指导就是将不能做到优秀的人培养成优秀的人并传递其培养方法，希望通过本书将我迄今为止分析的为了将ESD做到极致而总结的技巧传递给各位读者。

NTT东日本关东医院　内镜部（NTT東日本関東病院　内視鏡部）

大圃　研

2016年9月

推荐序

  中国是消化道肿瘤的高发国家，发病率在恶性肿瘤中接近半数，又以胃癌、结肠癌和食管癌最为常见。内镜早期诊断和治疗是改善消化道肿瘤预后的最有效方法。ESD技术自20世纪90年代在日本首先开展，经过20余年的探索和实践，目前已成为消化道早期肿瘤的标准治疗方式，在临床上得到越来越广泛的应用。尤其近10年来，新的内镜和手术器械不断涌现，治疗策略和随访理念日趋更新，一系列规范指南依次出台，使ESD的诊疗范围不断拓展和深化。

  在中国，正在有越来越多的内镜医生投身于ESD专业，更多地广泛开展ESD手把手培训，与国际同道间的交流更加密切。然而，由于多种因素的制约，各地区间的ESD发展仍然存在不平衡，高质量的规范化操作有待加强，其培训模式尚未统一。大圃　研先生长期致力于消化道早癌的内镜诊疗工作，积累了极为丰富的临床经验。作为我院的客座教授，在多年的合作交流中，我亲眼目睹了大圃　研先生在ESD治疗中的很多实用策略和独特操作技巧，使青年医生获益良多。

  书中采集了大量的临床实例和图解，结合著者丰富的临床经验和创新思维，涵盖了ESD的操作技术、培训模式、并发症预防处理等各个方面，资料翔实，内容易读。对于国内同道，既可作为初学者规范的入门教材，也可为有经验的ESD医生提供参考和借鉴，对加深ESD的深入认识、缩短学习曲线、提高医疗安全极有帮助，是一本不可多得的参考书。相信该书的出版，一定有助于提高广大ESD内镜医生的技术水平，也为中国ESD技术的发展带来更多有益的启示。在此欣然作序，推荐给大家，以期共同学习和提高。

山东大学齐鲁医院

李延青

写在《大圃流ESD手术技巧》出版前

结识大圃　研先生是在中国医学科学院肿瘤医院的一次会议上，有幸被邀请协助大圃医生的讲座及操作演示，"很特别的医生、很特别的操作"是我对他的初步印象。

2015年有幸到日本NNT关东医院研修2周，当时正苦于结肠ESD技术难以提升，主要感觉黏膜下层太薄，钻进去困难。我问的第一个问题就是"你的黏膜下层为什么看起来比我的厚？"他做着，我跟在后边晃悠着，回来后明显感觉到了自己的进步。

2016年在神户APDW上，我看到本书（原版），毫不犹豫地买下，记得在日本的那几天就迫不及待地读了一遍，觉得大圃先生这本书真的是毫无保留地介绍了他的各种技巧和体会，每当有一些貌似困难的病例，都会拿出来事先好好琢磨琢磨，再真刀真枪地干下去。那段时间，这本书是我的良师益友。

和辽宁科学技术出版社唐丽萍编辑的接触是在《胃与肠》的翻译过程中，忘记了是一个什么样的机缘让她找到我。谈到这本书的翻译，我毫不犹豫地接受了，理由只有一个——我希望把这本让我获益很深的书介绍给中国医生，让更多的人能够精读这本书。编辑了解我，没有给我任何其他压力，让我专心于翻译这本书，这对于我这样的人是一种解脱。

翻译一本书，和读懂还是有很大的差别的。有时候读懂了，中文不通，中文通了似乎又失去了原有的语境。有些词汇还没有中文标准的讲法，比如：トリミング（trimming）、フラップ（flap）等都是按照字面的意思翻译成"修整""黏膜瓣"。在这一过程中，编辑从医学出版的角度反复和我推敲，让我也了解了出版这个行业特有的一些规则和苦衷。一校、二校都是在万米高空中进行的，尤其是一校，美国一个来回，飞机上一觉没睡，集中精力校对，也省去了时差的困扰。到了最后完全定稿阶段，由于赶上年终的各种忙乱，编辑又协助我做了很多工作，感激之情不胜言表。

衷心希望各位读者和我一样喜欢这本书，并从中收获更多，进一步提高内镜技能。文中疏漏之处请予以批评指正。

林香春

2018年12月21日于即将出版之时

更快掌握！更精通！

大圃流 ESD手术技巧

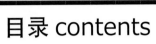

目录 contents

第1章 ● 开始ESD之前
大圃 研

第2章 ● 需要掌握的技巧和窍门
大圃 研，港 洋平

【标记·局部注射】

第3章 ● 手把手教：大圃流ESD的实操　　　　大圃　研，港　洋平

视频页的说明

有关视频

在本书中有 movie 标记的地方可以登录"胃与肠内镜研修社"公众号观看相对应的视频。

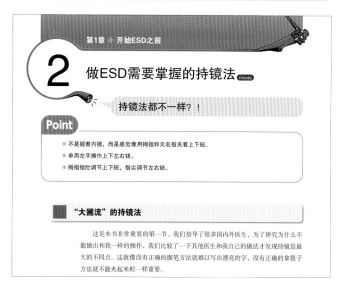

请按下述步骤观看视频讲解

1 请扫描下方二维码，关注"胃与肠内镜研修社"公众号

2 请在公众号下回复密码：esddapuliu

3 请按弹出页面指示操作，找到相应视频

敬告 ————

    本书记载的诊断及治疗方法是基于出版发行时的信息，笔者及出版社以追求完美为目标尽了最大努力，但是由于医学和医疗的进步，记载的内容有可能不是完全正确的。

    因此在实际诊断及治疗中，对于药品使用（包括不熟悉的或未广泛应用的新药）、检查以及结果判定等，首先要阅读药品说明书及试剂说明书确认后进行。同时诊疗技术的应用要在充分思考后进行，并保持足够的细心观察。对于本书中记载的诊断法、治疗法、药品、检查法、疾病的适应证等在其后的医学研究及医疗发展中出现变更时，笔者及出版社不承担由于其诊断法、治疗法、药品、检查法、疾病的适应证等造成的不可预测的事故责任。

更快掌握！更精通！

大圃流

ESD手术技巧

1 进修ESD的资格

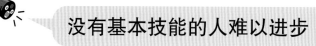
没有基本技能的人难以进步

Point

〈开始进修大圃流ESD的资格〉

● 在全结肠镜检查中能够完成以下几点：盲肠到达率≥98%，平均插镜时间≤7分钟，平均总检查时间（插镜时间+退镜时间）≤20分钟，ADR（腺瘤检出率）≥40%，≥60%的病例不结襻插入盲肠，对所有的病变都能拍到远景、中景、近景照片。

● 具备拍摄对结肠肿瘤诊断有帮助的高质量内镜图片的技术（包括放大观察）。

※ADR：adenoma detection rate，腺瘤检出率

1 ESD的开始标准

大家一般如何看待所说的"开始做ESD的标准"？虽然有各种说法，但是大同小异。您是不是因为即便达到了所谓的开始标准，也不能做好ESD才读这本书的呢？

能够做ESD的人是满足ESD开始标准的，但是即使达到了开始标准，也不见得能做好ESD，其原因就是满足ESD开始标准的基本操作和能够进行ESD的基本操作是不同的，因此有必要从一开始就要把能做ESD的基本操作放在心里并努力达到这一标准，目的是做ESD，而非满足开始标准。我认为学习曲线好的医生、被称为有感觉的医生，即使在无意识状态下也能够达到ESD的开始标准。

● **胃ESD的开始标准**

①具备1000例以上上消化道内镜检查经验。

②可以精确地靶向活检。

③能正确地诊断肿瘤的边界（包括放大观察）。

④用动物模型完成3个以上病变的ESD培训。

⑤40例以上胃ESD助手的经验。

⑥20例以上ESD剥离面电凝止血经验。

● **开始食管ESD的标准**

①具备30例以上胃ESD经验。

②10例以上食管ESD助手的经验。

③用动物模型完成10个以上病变的ESD培训。

● **开始结肠ESD的标准**

①可以顺利完成全结肠镜检查（500例以上的经验）。

②具备对病变性质、范围的诊断能力（包括放大内镜检查）。

③能够完成EMR，EPMR。

④具备30例以上胃ESD经验。

以上是过去我们[1-3]中心的ESD开始标准，和论文中没有差别，但说实话这很难判断。我们也在论文以及会议中做过说明，但是"能够顺畅地进行"是谁能判定的呢？"能够切实进行"要用什么客观指标判定呢？ESD水平高的医生是满足这个标准的。但我们也知道满足这一开始标准的医生也有完全不能做ESD的，这是为什么呢？其原因就是没有掌握**第1章-2，3**。不能做到**第1章-2，3**的人，即使是教他做ESD也不能做得很好，以ESD为目标的基本操作将在**第1章-2，3**中详尽介绍，我认为能够完成这些操作的人既能够完成基本内镜操作，也具备开始ESD进修的技术层面资格。

2 从结肠开始的ESD培训

现在我们中心是从结肠ESD开始培训，然后再进一步进行胃、食管的ESD。事实上，在具备一定程度结肠ESD的基础上开始胃ESD，几乎不需要指导就可以切除胃中级水平的病变。但是，具备一定程度胃ESD基础的医生尝试结肠ESD，则连初级结肠ESD也不能完成，需要从头开始教。分别教胃ESD和结肠ESD是比较辛苦的，因此从结肠ESD教起就可以一次完成教学。

如果没有客观的开始ESD的标准，住院医生就没有目标，也会被认为是单靠个人的好恶来让某人开始ESD，这也是不合适的……因此我们中心提出尽量用客观目标数值来评价技术层面的标准（开始的 Point ）。

这一标准是用能否完成下面的**第1章-2，3**的操作来衡量。做到了，ESD技术就会在瞬间成熟。标准中尽管没有包含诊断能力的评估，但诊断能力的重要性是不言而喻的。

在我们中心，检查和治疗同时进行，操作时间包括了检查时间，那么能够达到这一标准就应该能够进行一定程度的经内镜黏膜切除术（EMR）等操作。由于不同医院患者层次不同，因此目标数值也仅供参考。

对于结肠镜检查没有数量规定。即使数量少，如果达到 Point ，我们就会同意其开始结肠ESD进修。在我们中心开始结肠镜ESD的医生大半是在开始结肠镜检查1～2年，不足1000例经验 Point 就能满足ESD的开始标准，所以这并不是太高的要求，但事实上在其他医院具备了一定程度的结肠镜检查经验后来我院进修的医生中也有难以达到我们标准的。我想差别就在于是否将ESD必要的技术作为目标来进行日常的内镜检查。与有意识地达到这个标准相比，自然地达到这一标准更为理想。被退镜时间分散注意力会由于疏忽造成ADR下降，着急粗暴地插入内镜会造成起襻率增加。所以与其刻意地达到标准不如在日常的检查中抛开这些，做100例，那么一定会在某一时刻超过我们的标准，我认为这一时刻就是从技术上达到开始ESD进修资格的时候了。

积累40例结肠ESD经验后就会获得胃ESD的资格。所谓的具备一定程度的完成简单结肠ESD的判定标准就是完成40例结肠ESD，开始食管ESD标准定为完成40例结肠ESD及6个病变的动物模型。食管和胃不同，是单一形状的器官，因此切除策略是同一个模式。如果在动物模型中彻底理解其策略并具备了结肠ESD技术，那么从开始就能够独立完成食管ESD。当然，各脏器的一般性ESD知识和见习例数最低各为30例，ESD助手的例数不用说也要差不多同等数量。

■文　献

[1] Ohata K, et al：Usefulness of training using animal models for colorectal endoscopic submucosal dissection: is experience performing gastric ESD really needed? Endosc Int Open, 4：E333-E339, 2016.

[2] Ohata K, et al：Effective training system in colorectal endoscopic submucosal dissection. Dig Endosc, 1443-1661, 2012.

[3] Tsuji Y, et al：An effective training system for endoscopic submucosal dissection of gastric neoplasm. Endoscopy, 43：1033-1038, 2011.

2 做ESD需要掌握的持镜法 movie

持镜法都不一样？！

Point

● 不是握着内镜，而是感觉像用拇指和无名指夹着上下钮。

● 单用左手操作上下左右钮。

● 拇指指肚调节上下钮，指尖调节左右钮。

"大圃流"的持镜法

　　这是本书非常重要的第一节。我们指导了很多国内外医生，为了研究为什么不能做出和我一样的操作，我们比较了一下其他医生和我自己的做法才发现持镜是最大的不同点。这就像没有正确的握笔方法就难以写出漂亮的字，没有正确的拿筷子方法就不能夹起米粒一样重要。

　　要点就是用左手一只手同时、自由地进行上下左右钮的操作，我想如果能做到这一点，怎么持镜都可以。我一般用中指和无名指旋转左右钮或者把角度钮固定。

1）不用无名指和小指握着手柄

　　无名指要一直接触上下左右钮，不要如图1a,b那样握着内镜手柄。而是像**拇指指肚、中指和无名指夹着手柄**一样，我认为这是基本的持镜方法（图1c,d），不是握着镜子，而是像将镜子放在手掌上的感觉。

2）把食指放在吸引钮，中指放在注气钮上 movie❶

　　有人用食指又注气又吸引（图2），但是在ESD操作过程中需同时注气和吸引，因此一定要改掉这一习惯。在欧洲有相当多的医生这样做，在日本也经常能看到这样做的医生。过去这一做法在结肠插入法中作为防止过度注气的对策被推荐，但是在ESD时不推荐这样的做法。

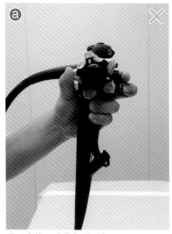

用无名指、小指握着手柄

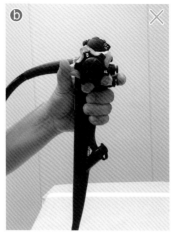

中指、无名指、小指握着手柄

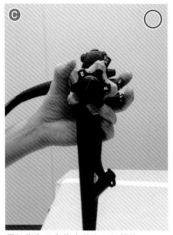

用拇指和无名指夹着上下钮持镜

图1 不要握紧手柄

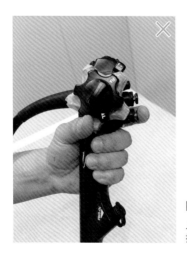

图2 吸引钮及注气钮的按压方法（不好的方法） movie❶

只用食指进行注气及吸引。用中指、无名指、小指3个手指使劲握着手柄。

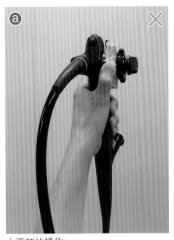

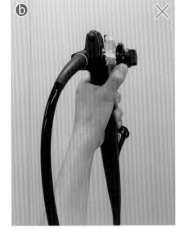

上下钮的操作　　　　　　　　　　　　左右钮的操作

图3　不推荐的操作

用拇指的前端分别对上下钮、左右钮进行操作。在不用左右钮时这样是可以的，当需要左右钮时应做图4展示的操作。

3）用拇指指肚操作上下钮，指尖操作左右钮 `movie❷`

有些医生把上下钮和左右钮完全分开操作（图3）。当只需动上下钮时用拇指尖操作也没有关系，但是当需要使用左右钮时，请用拇指肚移动上下钮，用拇指指尖移动或固定左右钮（图4）。单用指尖移动左右钮有可能不够，这时就用中指、无名指帮忙。有时为固定视野或进一步增加镜角，要用中指或无名指固定一下镜角。

4）一边用无名指固定上下钮一边追加 `movie❸`

与3）的操作相关，一般很难操作一次就将向上镜角打满，一般会追加打钮把镜角打满。在这时请用无名指固定向上的镜角后，再用拇指接着向上打角度，向下打镜角时也是一样的。

5）一边固定左右钮一边操作上下角度 `movie❹`

在用中指和无名指固定左右钮的状态下，要在固定的手指下方进行上下钮的操作。如果能做到这个操作就不需要固定镜角。有人在固定角度钮的时候需要右手帮忙，但是在ESD时常遇到右手不能离开内镜的情况，这时请不要固定角度钮，而是用自己的手来固定。作者大圃作为男性，手小，手套的大小为6 ~ 6.5号或者为S号，但是没有出现用左手的中指和无名指难以做出上述操作的情况。我认为持镜方法对能够进行这种操作是重要的。但是戴5.5号以下手套的医生和手掌厚的医生的确难以用中指和无名指固定左右钮，推荐使用角度钮的套（奥林巴斯公司生产），使中指和无名指能够摸到左右钮（图5）。

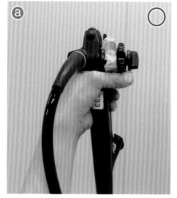
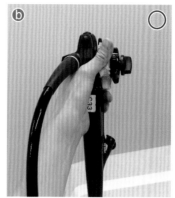

用拇指指肚向上打钮　　　　　　　　用拇指指肚向下打钮

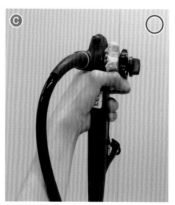
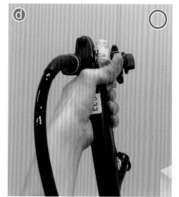

拇指指肚向上+指尖向左打钮　　　　拇指指肚向上+指尖向右打钮

图4　拇指指肚调节上下钮，指尖调节左右钮

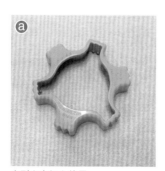

套到左右钮上使用

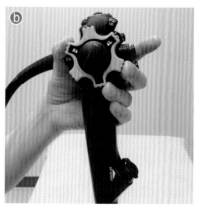

套上后，很容易用中指和无名指够到左右钮

图5　角度钮套

3 做ESD需要掌握的内镜操作法 movie

魔术？两只手同时完成4个操作?!

Point

① 内镜的进出
② 内镜的旋转
③ 钳子的进出
④ 上下左右钮的操作 ─── ESD需同时进行的操作！

这是阐述本书要点的第二节，我认为能做ESD的人和成为高手的人差别就在于能否进行**第1章-2**和本篇所述的操作。

常有无论如何也不能获得很好视野的时候，如果放开右手镜子就掉出来……由于呼吸的影响，钳子不能送到位……虽然知道右手不能放下镜子，却想稍微调节一下钳子……在无法维持好的视野时，上面 Point 的操作方法应该可以帮助我们解决这些困难。有些操作换成上级医生就能完成，说明这些操作并不是不能做到的，重要的是能在无意识中完成这些操作。下面会详细说明有关操作方法。

ESD重要的是能同时完成图1所示的4个操作：①内镜的进出；②内镜的旋转；③钳子的进出；④上下左右钮的操作。但是根本问题是我们只有两只手，如何用两只手同时完成4个操作呢？为此需要研究几个内镜操作的技巧，让我们用视频演示

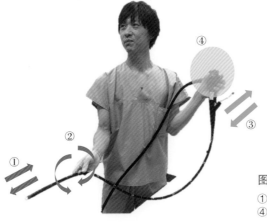

图1　ESD必要的4个操作

①内镜的进出；②内镜的旋转；③钳子的进出；
④上下左右钮的操作，需要用两只手同时完成。

19

一下内镜的操作方法吧。

1　单用左手操作上下、左右钮 movie⑤

右手常用来把持内镜（ Point ①、②），因此需要单用左手同时调节上下、左右钮（ Point ④）。这样不仅可以进行直线操作，还可以进行曲线切开、剥离等。 Point 如果能够完全做到第1章-2的操作就可以用两只手完成①、②、④的3个操作。

2　右手把持内镜，左手进出钳子——1 movie⑥

有时候需要用右手把持内镜（ Point ①、②），不得不用左手进出钳子 Point ③）。由于这种方法需要将手一度离开角度钮，因此，只有在角度钮几乎不需要力量支撑或不是很精细的操作时可以使用。由于ESD需要较频繁地进出附件，该动作不仅要用于钳子的进出，还可能用于局部注射等操作。

对于操作者来讲习惯了就是非常轻松的操作，我们在操作钳子或注射针时使用这个动作的频率相当高。 Point ①、②、③的3个操作是用两只手去完成的。要点是在交换左手之前将左手靠到胸前（图2），就可以顺利地将左手替换下来。

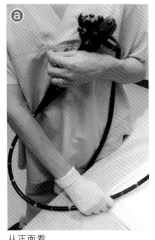 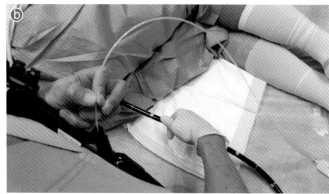

从正面看　　　从术者侧看

图2　左手进出钳子+右手持镜，用左手的腕部和胸像夹着镜子手柄一样
固定（内镜）后，用左手进出钳子。

3 右手把持内镜，左手进出钳子——2

movie7

如图3所示，用右手持镜，用左手的食指和中指进出钳子。

这是2的另外一个版本。似乎更适合手比较大的术者，戴M号或者7号以上手套的人就有可能做到这一动作（我戴S号和6~6.5号手套觉得不行，所以不做这一动作）。和2不同的是可以用左手在一定程度上保持镜角（ Point ④）的同时进出钳子（ Point ③）。 Point ④的操作不是很舒服，但是可以用两只手完成 Point ①~④的操作。

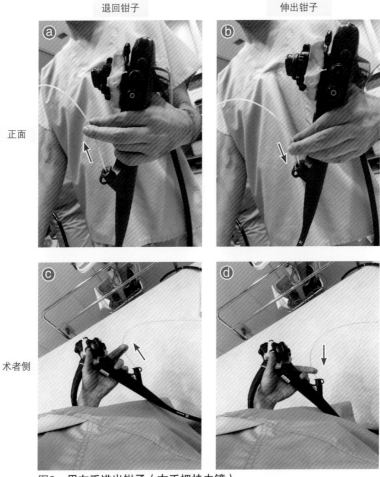

图3 用左手进出钳子（右手把持内镜）
用左手的食指和中指进出钳子。

4 左手旋镜，右手进出钳子

movie⑤

　　需要同时进行旋镜和进出钳子时，可通过抬起左手、放下旋镜（ Point ②），右手进出钳子（ Point ③）（图4）。还能同时进行上下左右钮的操作（ Point ④）。 Point 可以用两只手完成 ②~④的3个操作。如果内镜不自动脱出，也可以将右手离开内镜。这时就可以用两只手完成 Point ①~④的4个操作。

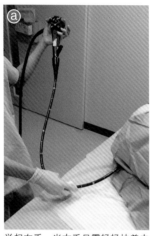

举起左手，当右手只需轻轻扶着内镜时可以松开右手进出钳子

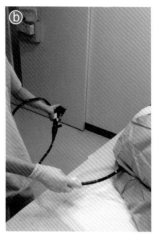

放低左手，当右手只需轻轻扶着内镜时可以松开右手辅助进出钳子

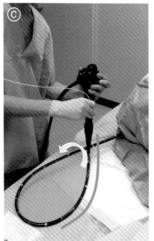

放低左手，左旋体外的襻（倒下）。绿色（—）的部分是体外襻移动的示意图

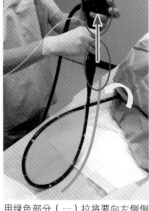

用绿色部分（—）拉将要向左侧倒下的内镜，通过上抬左手右旋体外的襻

图4　用左手旋镜

用右手调节钳子比用内镜调节更灵敏，可以进行精细操作，针对呼吸等造成的胃肠移动做出迅速调节钳子长度等的微细调整。

● 旋镜

用胃镜及结肠镜检查时，当体外镜子剩下较短时要用左手旋镜。在结肠，有时候会像图4a，b一样旋转体外的襻，有时候会如图4c，d所示，左手把持体外襻，通过改变左手的位置旋镜。为了稳定体外的内镜，将露在体外的镜子放在自然向左侧旋转的位置，通过左手的移动使内镜的绿色部分控制黄色部分不向左旋而向右旋。

这是让右手离开内镜的唯一操作，重要的是右手离开内镜时不能让画面有丝毫移动。找到使右手一点都不需要用力维持的左手的位置后松开右手，此后通过左手的动作旋镜。松开右手的瞬间如果画面有变化就没有进行这一操作的意义了。

5 左手调整角度钮，右手把持内镜及进出钳子 movie⑨

这是大圃流内镜操作的最终的形式，有时候一定要这样做。左手操作（ Point ④），右手把持内镜（ Point ①、②）和出入钳子（ Point ③）。右手是用无名指和小指把持内镜，用拇指、食指和中指3根手指进行器械的伸出和收回。这样就能用两只手同时完成 Point ①～④的操作（图5a,b）。这个操作是在右手不能从内镜离开的状况下需要伸出或退回钳子（图6a）时采用的，将把持内镜的右手稳稳地固定后，操作角度钮的左手靠近右手伸缩钳子（图6b），这样就能在保持视野下完成钳子的伸缩。如果将把持内镜的右手移向操作角度钮的左手来伸缩钳子（图6c）就可能造成视野移动，那么这个操作也就没有意义了。当把持内镜的右手怎么也不能松开（ Point ①、②）以维持视野但还想微调一下钳子的长短（ Point ③）并同时调节角度钮（ Point ④）的场合需要这样做。这个操作是非常细微的，有时候在术中是必须要做的。

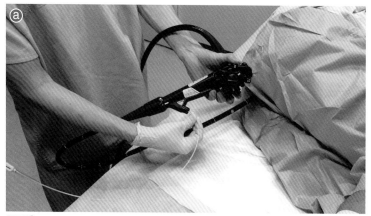

正面看

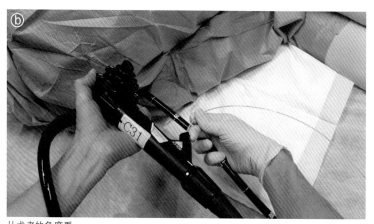

从术者的角度看

图5　右手进出钳子+把持内镜

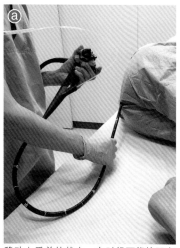

移动左手前的状态，有时候不能放开右手，还需要进出钳子

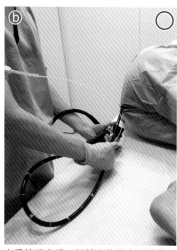

左手接近右手，把持内镜的右手的位置不变

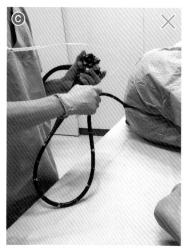

当右手接近左手时，把持内镜的右手的位置发生变化，画面发生了移动

图6　右手进出钳子+把持内镜

4 以ESD为目标的培训法

如何进行日常的练习?

〈大圃流ESD严禁的3件事〉

① 用右手操作左右钮。

② 助手帮助进出钳子。

③ 助手帮着扶镜子。

我认为能够顺畅地进行**第1章-2、3操作**的人很快就能做ESD。经过指导众多医生后,我的结论是,能否做到极致的差别就在于能否进行上述操作,因此有必要使这些操作在无意识下也能自然做出。那么如何去培训呢?在指导的过程中我明白了一些事情。能够做到**第1章-2、3操作**的医生在日常的内镜操作中是自然而然地使用这些操作方法。不能进行**第1章2、3操作**的医生在日常的内镜操作中完全不实践这一操作方法。比如说想看右侧时将左右钮朝向右侧,而不是用向上的角度和右旋朝向右侧,也就是不试图用**第1章-2、3**的操作来对应。有意识地训练**第1章-2、3**的操作是能够进行**第1章-2、3操作**的基础,下边介绍几种方法。

1 解冻和冻结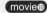

movie⑩

我们分别用拇指和食指进行图像解冻、冻结。不论是上消化道还是下消化道,在解冻图像时要把手指从上下左右钮离开,有的医生的镜角在这一瞬间会发生变化,而有的医生就可以稳定住镜角。尤其是在上消化道反转观察时,每当解冻图像时手指都要离开角度钮,有的医生会固定不住镜角,在拍下一个照片时还需要重新调节镜角。**当拇指去解冻图像时,请灵活使用中指和无名指来固定镜角保持图像不动。**检查时要灵活使用上下左右钮创造好的视野,在冻结图像时也要灵活使用中指和无名指固定镜角。

2 向上或向下打满镜角

movie⑪

　　这是和**1**类似的操作。胃镜在反转观察等需要打满向上镜角的时候，在用拇指向上打上下钮到极限后还需要进一步向上打镜角。这时要把拇指松开一下，再向上打镜角，有的医生会出现在拇指松开的瞬间角度弹回，就需要把上下钮再重新打上去。

　　在这种情况下，**为了使拇指松开瞬间图像不动（镜角不动），请用中指和无名指固定镜角，然后再次用拇指调节镜角**。在向下打满镜角时也一样，用中指向下打镜角后用拇指固定。

3 通过调节镜角观察上下左右

movie⑫

　　在结肠镜退镜和胃的检查时，有的医生用旋转内镜来观察管腔左右，这种情况下请通过调节左右钮观察。比如想向右侧避开结肠袋时，可以用向上及右旋的动作躲避皱襞，如果能用右旋镜角避开皱襞请尽量尝试单调整镜角，这样做能**保持内镜轴不变**，比起旋转镜子更容易保持好的视野。

　　高手可以很自然地联合使用内镜的旋转和左右钮，镜角操作不好的医生一定是用内镜的旋转获得视野。在胃直镜观察时，在保持内镜轴不变的情况下通过镜角的操作来进行顺畅的上下左右螺旋式观察也是一个很好的练习方法。

4 放大内镜观察时的焦距调节

movie⑬

　　在观察结肠病变时，重要的是获得对诊断有价值的放大内镜下对好焦距的连续拍照图像。放大内镜观察时要保持镜头和被观察者的适当距离，通过焦距调节棒调节焦距。不能拍到好的放大内镜图片的医生常是在固定焦距后，试图通过移动内镜位置来调节内镜与观察对象之间的距离。在调节焦距的过程中需要使用焦距棒，当拇指从上下钮离开去调节焦距棒时，有些医生由于不能固定好上下钮造成视野移动，导致拍到病变不在视野内的照片。

　　要在远景下从弱放大开始逐渐放大，在逐渐接近病变过程中注意不要让观察对象离开视野，**拇指在上下钮和焦距棒之间移动时，必须用中指和无名指固定镜角，左右镜角的微调也是必要的**。当需要用染色导管等压住病变，从弱放大逐渐接近拍照时，还要**同时微调染色导管的长度**。需要拇指离开上下左右钮时，可以用中指和无名指固定住镜角，在进出内镜的同时调节染色导管的进出，加上通过内镜吸气调节病变的角度。能够做出这样一连串的动作并且图像不晃动是非常重要的。

5 控制与病变的距离

在结肠镜检查中培训对任何病变能拍出远景、中景、近景的照片是重要的（图1）。在实际结肠检查中会出现想接近时靠得太近、想稍微离开些又离开很远的情况。估计有很多医生会在内镜稳定的部位随意地拍照，在内镜性能提高到很好的现在还是会照出不满意的照片。但是ESD并不是只在内镜稳定的地方操作，如果不能做到对于任何病变都可以很好地控制镜头与病变的距离，是不可能做好ESD的，因此需要培养对所有的病变都能拍到远景、中景、近景所有距离的静止图像的能力。在日常工作中练习使用调整管腔内空气、控制内镜的矛盾运动、依靠钳子暴露视野等各种技术，内镜控制能力就会不断地提高。

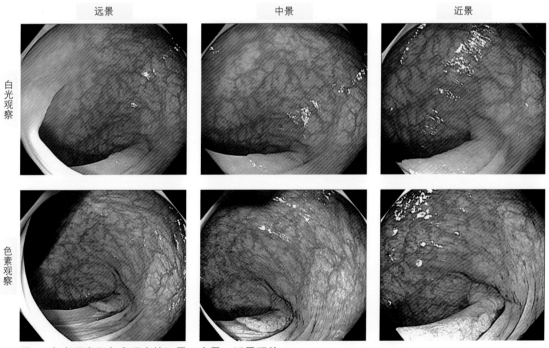

图1　白光观察和色素观察的远景、中景、近景照片

上一行是白光观察，下一行是色素观察，远景、中景、近景的照片的构图是相同的。

、是练习在拇指离开角度钮时用中指和无名指固定角度的方法，是练习用左手顺畅地调整左右镜角的方法，这些和**第1章-2**的操作有关。是在**第1章-2**操作的基础上对**第1章-3**的训练。是针对各种病变保持适当的距离即保持稳定视野的培训。

　　我们中心严禁在内镜检查过程中用右手接触左右角度钮、助手把持内镜以及协助伸缩钳子（**图2**），主要是认为助手的操作与术者不能完全同步。如果问很多医生"做过这样的操作吗？"，回答大抵是"极少"或"只是困难的时候"。我认为"不会有经常这样做的医生，关键是在困难的时候是否做"，即使"只在困难的时候做"也是没有意义的，需要完全禁止。在日常内镜操作中练习ESD需要的操作方法无疑是ESD成功的捷径。

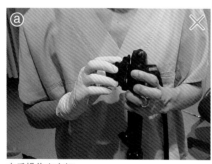

右手操作左右钮

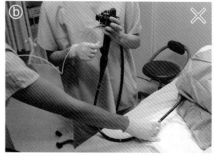

助手扶着内镜

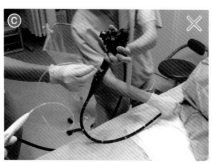

助手帮着伸缩钳子

图2　本中心禁止的事项

5 大圈流的机器设定及治疗基本策略

 让我们在理解策略的基础上实践吧

Point

- 先处理困难部位，容易的放在最后。
- 利用重力的方向。
- 兼顾由于黏膜肌层收缩造成病变的移动。

这是在 Point 中写的3条基于治疗顺序的三原则。在非常规的情况下根据这三原则来制订治疗策略。操作技巧会在**第2章**中详述，本篇的宗旨是揭示操作顺序。

● 结肠、食管ESD（使用器械：Dual knife，IT-nano）

基本策略是有大原则的，理解这一原则后**能否完成ESD就取决于自由自在的内镜操作技术了**。

● 胃ESD（使用器械：Dual knife，IT knife 2）

尽管曾认为"胃ESD最简单"，"适合初学者的导入"，做过全部脏器后回头想想，最难、最麻烦的还是胃。根据病变的不同部位，策略变化最多。即使是同一部位的病变处理的难度个体差异也大，难以简单地统一化。对于胃的病变，在本篇中仅介绍主要部位病变的处理顺序。

● 机器及设定

我们不在治疗中改变高频电的设定，这也许是在人手不足的环境下开始ESD的缘故吧。因此对于不同脏器设置好固定的模式再治疗（表1）。附件的种类也简单，设置也不会根据不同附件而改变。

表2总结了不同条件下高频电的使用。简单地说，①在没有丰富的血管及脂肪时使用切开波；②止血也不用Soft凝固，而是用凝固波进行；③IT-nano的食管黏膜下层剥离使用凝固波。另外还总结了注射液的使用方法（表3）以供参考。

表1 高频电设定

设定	VIO300D		ICC200	
食管、结肠	切开	凝固	切开	凝固
	Endocut I Effect 3 Cut duration2 Cut interval2	Swift凝固 Effect 3 45W	Endocut 65W	Forced 45W
胃	切开	凝固	切开	凝固
	Endocut I Effect 2 Cut duration2 Cut interval2	Swift凝固 Effect 3 45W	Endocut 85W	Forced 65W

表2 高频电的使用选择

部位	操作	切开	凝固
食管 (Dual knife，IT-nano)	黏膜切开	◎	×
	修整边缘（脂肪和血管多）	×	◎
	修整边缘（脂肪和血管少）	◎	○
	黏膜下层剥离（Dual knife）	○	○
	黏膜下层剥离（IT-nano）	×	◎
	止血	×	◎
结肠 (Dual knife)	黏膜切开	◎	×
	修整边缘（脂肪和血管多）	×	◎
	修整边缘（脂肪和血管少）	◎	○
	黏膜下层剥离（Dual knife）	◎	○
	止血	×	◎
胃 （Dual knife，IT knife 2）	黏膜切开	◎	×
	修整边缘（脂肪和血管多）	×	◎
	修整边缘（脂肪和血管少）	◎	○
	黏膜下层剥离（脂肪和血管多）	×	◎
	黏膜下层剥离（脂肪和血管少）	◎	○
	止血	×	◎

表3 注射液（全部加靛胭脂）

食管	透明质酸（**ムコアップ**®原液）
胃	生理盐水，大弯附近和胃底，只有严重纤维化时部分使用透明质酸（**ムコアップ**®原液）
结肠	透明质酸（**ムコアップ**®原液）

1 结肠ESD的基本策略

1）确认病变位置

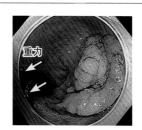

直镜下观察病变，为35mm大小的LST-G病变，重力是从病变的对侧向略左侧方向。

2）局部注射

首先在病变的肛侧充分注射，打入足够的量。

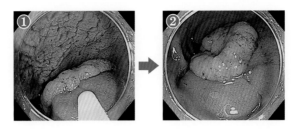

3）U形切开

将肛侧U形切开（ ▬▬ ）。重要的是这时候不要切成直线，要切成曲线，呈U形切开。

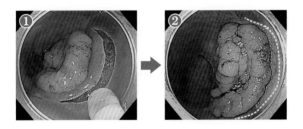

4）剥离

在局部注射液还充分的时候尽早开始剥离。这时候剥离的要点是要让针鞘进入黏膜下（ⓐ）。如果像ⓑ一样，在针鞘没有进入黏膜下层的状态下剥离会造成被剥离的黏膜烧灼，这样即使想尽早做个黏膜瓣钻进去，也会由于黏膜瓣被烧灼而难以钻入。

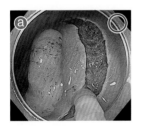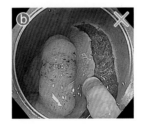

5）创造钻入黏膜下层的条件

在内镜充分钻入黏膜下层后就开始剥离（▨）。

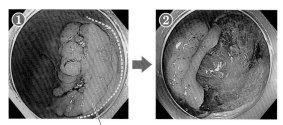

剥离黏膜下层的区域

6）切开重力侧

当内镜充分钻入黏膜下层后，在接近重力方向（这时候是左侧）的侧方追加切开（┄┄）。切开后，和刚才一样将刀鞘伸入到黏膜下层进行侧方的修整及追加剥离（▨）。

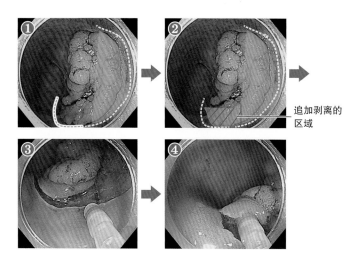

追加剥离的
区域

7）切开口侧

下面切开口侧，将左侧方向的切开连接起来（┄┄）。由于肛侧的切开容易变浅，需要进行充分的修整。要向正常黏膜方向（本病例为口侧方向）进行切开后的修整。

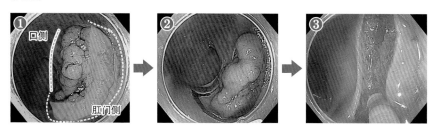

8）由肛侧向口侧剥离

从肛侧向病变左侧方向剥离。从病变的左侧方向一直向口侧剥离，完全剥离到口侧。

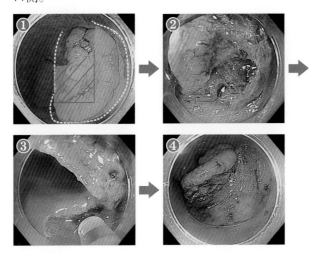

9）环周切开

接近重力方向和对侧切开，也就是追加右侧黏膜切开（----）并环周切开。

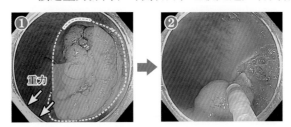

10）利用重力剥离

由于重力使黏膜下层立起来，就容易剥离，要在这样的状态下剥离病变。

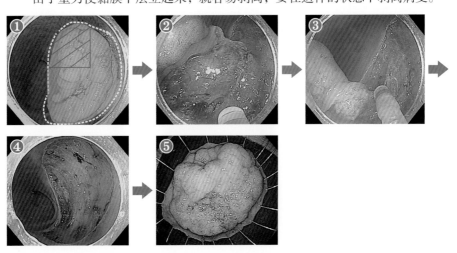

1）确认病变位置

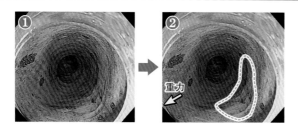

病变为从3点到6点方向、范围20mm左右的Ⅱb型病变（----），重力方向位于病变对侧9点到8点方向。

2）标记

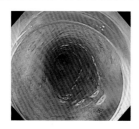

先在靠近病变边界2~3mm处标记，考虑到有可能狭窄，在食管病变时不要切除不必要的正常黏膜，即使是不会造成狭窄的病变。在出现管腔狭窄后会影响异时性病变的切除，因此一定不要做不必要的扩大范围的标记。

3）局部注射

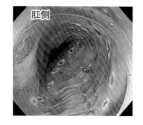

从病变肛侧略左方向局部注射。

4）从肛侧切开

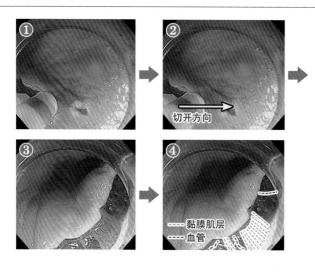

从肛侧向略左侧方向切开。最初从左向右，在接近黏膜肌层的深度进行浅层切开。

5）建立终点

像描图一样修整黏膜肌层和其下的血管，建立明确的终点（▬▬）。

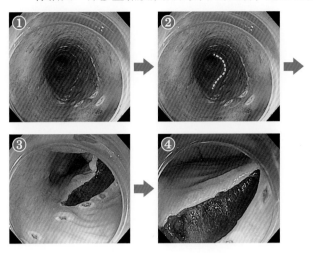

6）追加注射

于左侧追加注射。为了防止内镜把注射后形成的隆起压平，从肛侧开始依次注射。

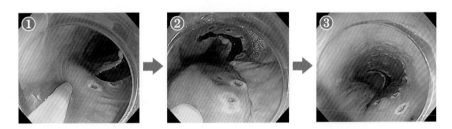

7）切开

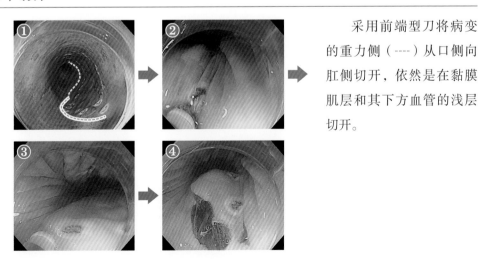

采用前端型刀将病变的重力侧（----）从口侧向肛侧切开，依然是在黏膜肌层和其下方血管的浅层切开。

8）修整、剥离

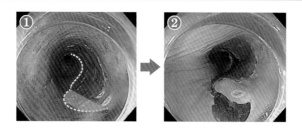

病变左侧的修整（▨）和剥离。

9）追加切开

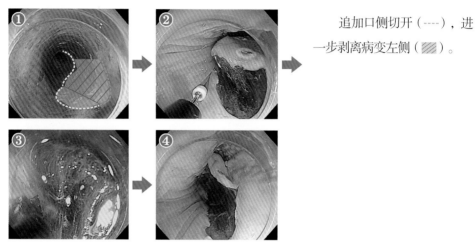

追加口侧切开（----），进一步剥离病变左侧（▨）。

10）环周切开

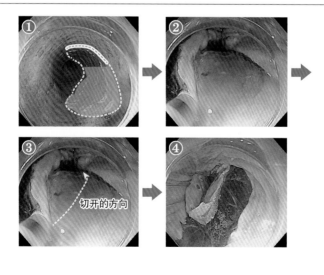

切开的方向

当左侧充分剥离，内镜能够依靠重力的作用钻到黏膜下层后，将剩余的黏膜（----）环周切开。

11）剥离

　　沿着长轴方向顺着黏膜下层从口侧剥离，重力向左侧，黏膜下层由于重力的牵拉被打开，顺着这个方向一直向肛侧剥离。

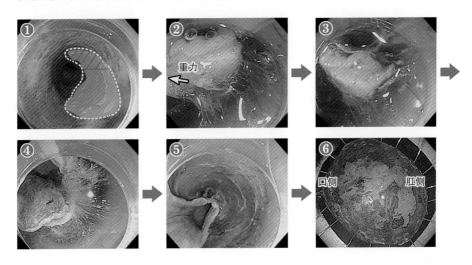

---

3 胃ESD的基本策略

1）胃窦大弯侧病变

1 确认病变位置

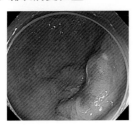

位于胃窦大弯偏后壁的20mm大小的Ⅱc型病变。

2 标记

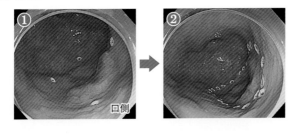

　　首先在病变边缘2 ~ 3 mm处标记。跨过病变进行肛侧标记有可能由于内镜擦伤造成病变出血，导致病变边界不清，因此要从口侧开始标记。如果开始不习惯，可以先在病变前后、左右标记（❶）4点后，将其间标记填满也是有效的（❷）。

③ 局部注射

从病变的肛侧对预切开范围局部注射，为了让病变从后壁倒向大弯侧，要先从肛侧略偏后壁切开，局部注射也从肛侧略向后壁侧进行。

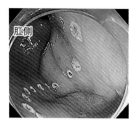

④ 预切开

预切开（▬）时要充分切开，不要遗留黏膜肌层，然后用凝固电流像划开一样修整切开部位的黏膜肌层及其下方的血管网，建立一个确切的剥离终点。

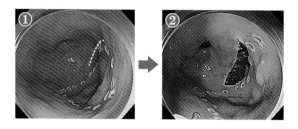

⑤ 追加注射

对后壁侧追加注射，充分注射到下一个切开线。

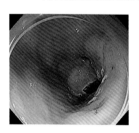

⑥ 追加切开

由于病变略偏后壁，先用IT knife 2切开后壁侧（----），让病变偏向容易处理的大弯侧。

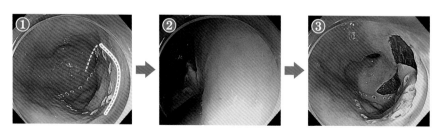

7 环周切开

局部注射前壁侧后，采用同样的方法从肛侧向口侧切开，完成环周切开（----）。

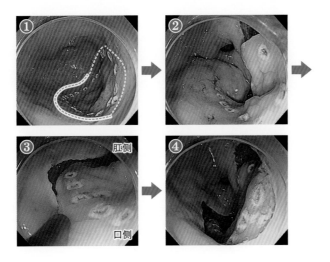

8 剥离

剥离黏膜下层从后壁侧（▨）开始。

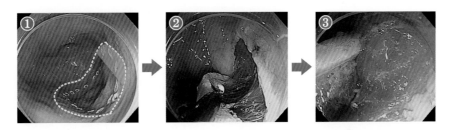

9 由口侧向肛侧剥离

由后壁向中心剥离一定程度后，集中剥离大弯侧（▨），逐渐从口侧向肛侧整体剥离、推进。

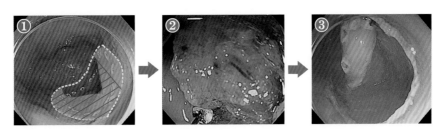

10 剥离

把左右两侧黏膜下层的纤维切实钩住后，继续从口侧向肛侧剥离。

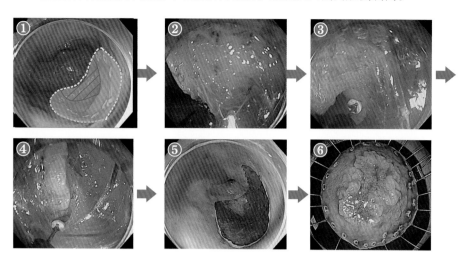

2）体上部前壁病变

1 确认病变位置

体上部前壁15mm的Ⅱc型病变。

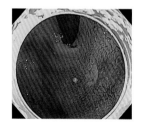

2 从肛侧标记

为避免由于内镜接触病变造成出血，从病变肛侧标记。

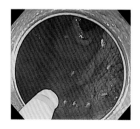

3 口侧标记

对口侧标记，在这一阶段也要尽量避免擦到病变造成出血，采取将附件伸出更长等方法标记（❶）。为了标明是病变的口侧还是肛侧，在标记内做双标记。

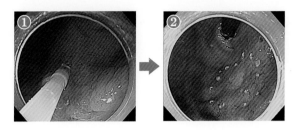

4 局部注射

为防止病变被水淹没，要从接近大弯部位开始切开，因此要在大弯侧局部注射。

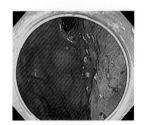

5 切开

切开大弯侧（━━）。开始切开要在黏膜肌层附近较浅的深度（❷），然后用凝固电流修整（❸）。

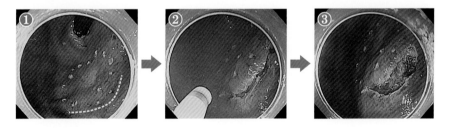

6 切开、修整

进一步切开和修整大弯侧（----），用凝固电流修整黏膜肌层和其下方脂肪、血管网多的层。

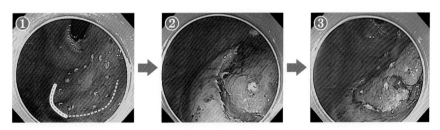

7 钻入黏膜下层

开始剥离大弯侧（❷），完全钻入黏膜下层深层（肌层上方）（❸）。

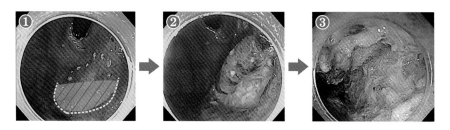

8 追加切开

追加口侧和肛侧的切开（----），进一步将黏膜下层的深层由大弯侧向小弯侧推进剥离（❷），这时为了避免病变垂向大弯侧，不进行环周切开，留下小弯侧使病变移向小弯侧（❸）。

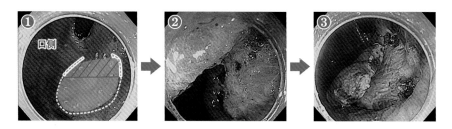

9 环周切开

对大弯侧到肛侧充分剥离后，切开留下的小弯侧（----），并环周切开。

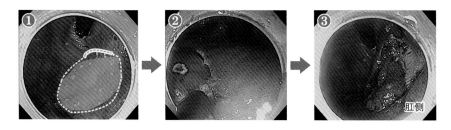

10 剥离

从肛侧钻进去，直视下剥离带状残留的黏膜下层，将病变剥下来。

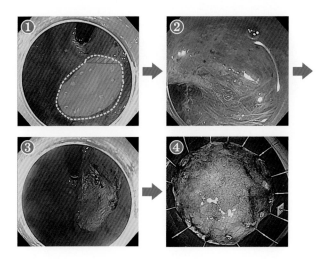

3）胃体中部小弯到后壁侧病变

1 确认病变部位

胃体中部小弯到后壁的15mm大小的Ⅱc型病变。

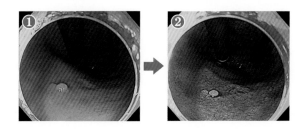

2 标记

反转内镜确认病变，在距病变肛侧缘2~3mm附近标记。技巧：为了避免由于接触病变引起出血造成病变不好识别，先标记4点以圈起病变（❶），然后在4点之间标记环周。肛侧做双标记（❷）。

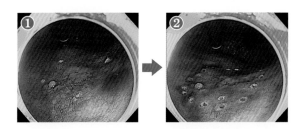

为了避免病变没入水中，基本的策略是：留下小弯侧黏膜，从大弯侧剥离（ ▨ ）。首先在反转的状态下从肛侧向大弯侧局部注射。

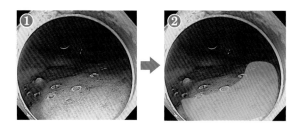

④ 切开

将局部注射的范围（病变的大弯侧）从肛侧向口侧切开（━━）。胃体部大弯侧黏膜肌层的下方有丰富的脂肪和血管网，切开时深度要在刚到黏膜肌层处行表浅切开（❷）。在脂肪层中可见有很多的血管（----）（❸），其实还有不易识别的动脉。

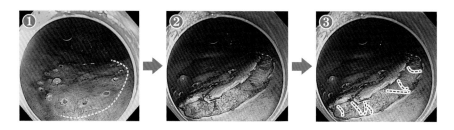

⑤ 修整

于脂肪和血管网丰富的层用凝固电流修整（❶、❷），要修整到黏膜下层深部（肌层正上方）血管少的层（合适的剥离层）（❹）。如果修整到位，病变会被牵拉到小弯侧（❺）。

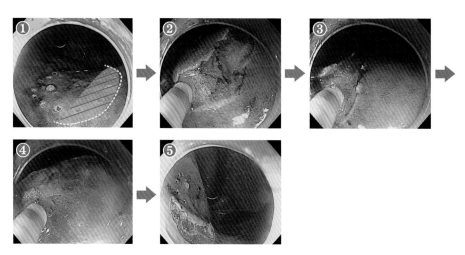

6 **剥离**

追加口侧和肛侧的切开（❷、❶----），维持在肌层正上方剥离（❸、❹）。对小弯侧的黏膜切开时还是要稍微留一点，这样会将病变拉向小弯侧，使大弯侧黏膜下层容易展开，要一直留到最后才切开（❺）。

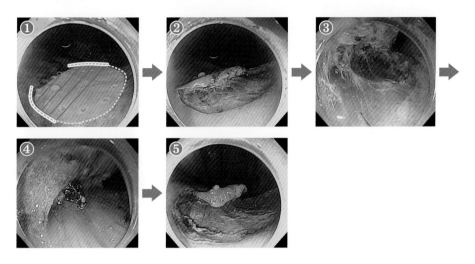

7 **剥离**

切开小弯侧的残留黏膜行环周切开（❷、❶----）。在恰当的深度将残留的黏膜下层（❸）在反转内镜下进一步剥离（❹）。

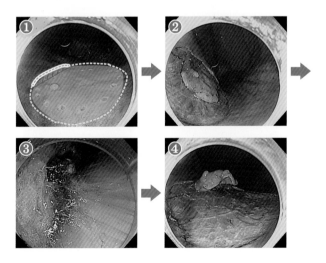

8 剥离

接着从肛侧完成剥离。

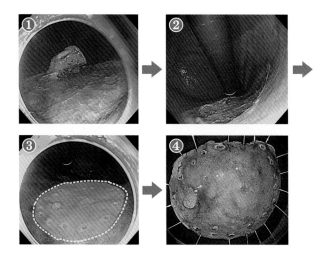

6 动物模型的制备、使用方法 movie

没有指导医生的动物模型培训百害而无一利

Point

〈在动物模型培训中应绝对遵守的事项〉

● 制备正确的动物模型。

● 在上级医生的指导下进行培训。

为了进行有效的动物模型培训

有很多报道认为动物模型有助于ESD培训，近些年在学会中也开始进行定期的课程培训，我们也认为这非常重要。但是有些做法会让培训变得完全没有意义，甚至还不如不做。

由于我们是从结肠ESD开始培训，因此先开展的是结肠动物模型的培训。在胃，我们不做动物培训直接进入人的ESD，在食管，为了学习治疗策略我们使用动物模型。

1）正确动物模型的制备

首先要制备正确的动物模型。有时候动物模型完全不能体现活体状况。我在国外经常会碰到随便制作的模型，完全不能模拟在体内的ESD情况。

例如，图1是食管模型，由于食管没有固定在任何沟槽内，会出现在体内完全不可能存在的弯曲。术者只能观察到内镜画面，由于拼命想切掉病变，就要用在体内不可能使用的角度勉强切除。这样的模型对于帮助在人体内成功完成ESD完全起不到任何作用。

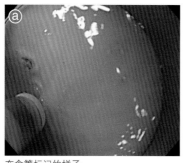

在食管标记的样子

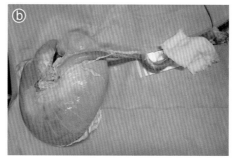

可以看到食管出现不可能出现的扭曲

图1　不能体现在体状态的食管模型

2）ESD上级医生的指导

其次要在具有ESD指导水平的人指导下做动物模型培训。我在观察初学者聚集起来进行ESD培训时，发现他们会采取在人体内不可能使用的非常勉强的切除方法，感觉他们认为"无论如何切下来""切下来就是成功"。我认为如果不能学到"在体内保持视野的方法和切除方法"等**在人的治疗中有用的切法，动物模型的培训就完全失去意义**。当然在动物模型中能够完成ESD并不是终点，我们认为没有指导者的动物模型培训是浪费时间，会养成坏毛病，要严格禁止。

3）大圃流动物模型的制备

我们设计了更简单的模型制备方法（表1）。让我给大家特别展示一下我们的食管、结肠等脏器的动物模型制备过程的照片（图2、图3）。我们考虑了制备简单，另外还兼顾费用，因此大家不要有任何担心。

由于我们中心是从结肠ESD开始培训，在开始胃ESD的时候医生已经有一定程度的结肠ESD的经验，在这一阶段就没有必要进行胃ESD的培训，因此，我们现在没有胃的动物模型。

表1　准备的动物

食管（图2）	大肠（图3）
☑猪食管和胃（连着的）	☑猪大肠（直肠到盲肠）
☑苯乙烯泡沫固定装置	☑苯乙烯泡沫箱（塑料的也可以，只要能做垫板就可以）
☑带阀门的外套管	☑500mL的空瓶
☑钩子	☑带阀门的外套管
☑章鱼线	☑章鱼线
☑生理盐水	☑生理盐水
☑纱布	☑纱布

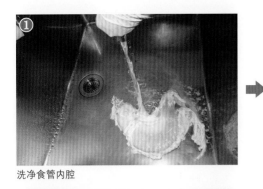

洗净食管内腔

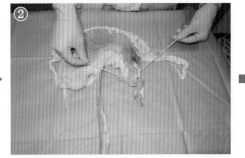

章鱼线扎紧十二指肠形成盲端

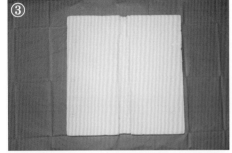

将苯乙烯泡沫像照片一样削成沟槽垫板

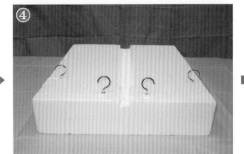

如图所示，将钩子固定在苯乙烯泡沫的4个点

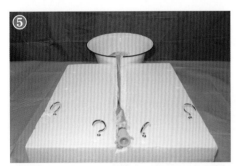

外套管插入食管，放在沟槽内，将胃侧垂吊在垫板的对侧。胃并不是单单放下，而是垂下去给食管一定的牵拉。为此，垫板需要有一定的厚度

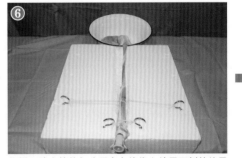

将插入外套管的部分用章鱼线绑上并用两侧的钩子牵拉固定，这样把外套管和食管固定住

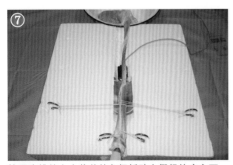

按照沟槽的大小裁剪的负极板贴在假想的病变下，上方用生理盐水湿纱布覆盖，这样就完成了

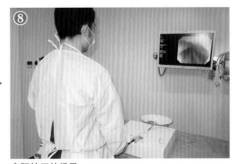

实际练习的场景

图2 食管模型的制备方法 movie⑬

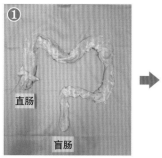

由于结肠壁薄，不适宜切除，我们
使用直肠和盲肠

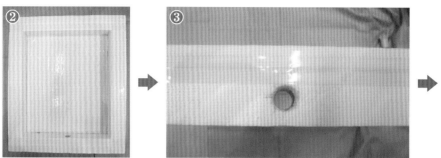

先用苯乙烯泡沫板制作个垫板（假设为腹壁）。以此防止肠子向侧方过伸，肛门部位留出穿过外
套管的孔道

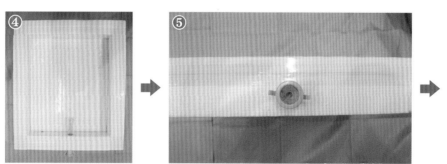

将外套管切短，穿过苯乙烯泡沫板的孔道并固定

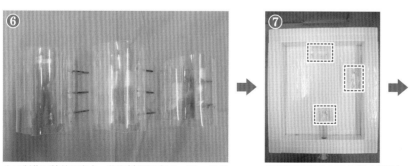

为了制作肠管的固定点，将塑料瓶切成10～15cm的长
度，用针固定于垫板上

将塑料瓶管固定于垫板（┊╴╴┊），由于肠管短，不能
固定在与人体相同的固定点上，要按照片的样子固
定，这样就完成了模型的结构

图3　结肠模型的制备方法 movie⑮

（下一页继续）

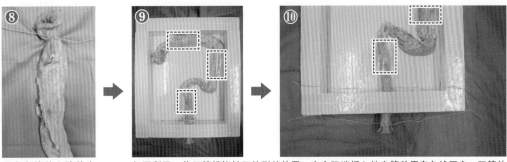

用章鱼线扎上猪的直肠以免漏气

如图所示，将肠管模拟结肠的形状放置，在盲肠端插入外套管并用章鱼线固定。肠管放在垫板上就可以了

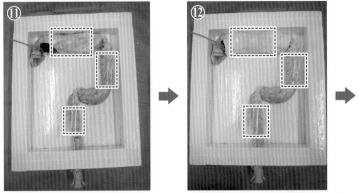

在假想病变的下方贴上负极板，在其对侧用纱布覆盖并用生理盐水浸湿（可以把肠管用盐粒浸泡，这样贴上负极板就可以通电），这样就完成了

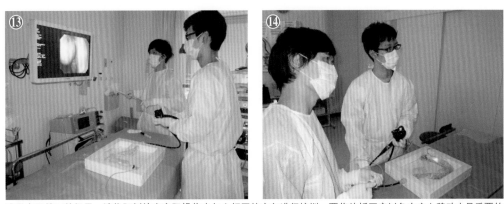

这是实际练习的场景，请将肛侧放在实际操作中与人相同的方向进行培训。要将垫板固定以免在床上移动也是重要的。该模型还能有矛盾运动，是能够再现结肠特有操作的很好的模型。

图3　结肠模型的制备方法（续）

■ 文　献

[1]　Ohata K, et al：Usefulness of training using animal models for colorectal endoscopic submucosal dissection: is experience performing gastric ESD really needed? Endosc Int Open, 4：E333–E339, 2016.

1

【标记·局部注射】

标记也有顺序

让我们做容易识别的标记

想做好?!
需要确认的要点

1 确认重力的方向。

2 不要误判病变的范围。

3 抵住黏膜进行标记。

也许有人"从没有思考过标记的顺序",但是如果标记错误会导致病变的残留,而且没有做好确切的标记会使术中判断不清。为了集中精力进行后面的操作,要考虑标记的顺序,尽力做好容易识别的标记。

1 确认重力的方向

结肠病变基本不需要标记,原因是病变与正常黏膜界限清楚,而且黏膜非常薄,标记会有穿孔的风险,因此在本篇介绍食管和胃的标记。

首先在做好准确的范围诊断后开始标记。这时候**要注意内镜造成擦伤的可能性**,在标记时擦伤病变会使病变范围模糊,而且会出血。推荐从口侧(近端)标记,以免擦伤病变。有时候标记也会引起出血,因此**考虑重力造成的水流方向也是非常重要的**。在标记了病变的近端后,考虑到万一出现出血的可能性,要从水流(血液)的下游方向开始标记(图1)。

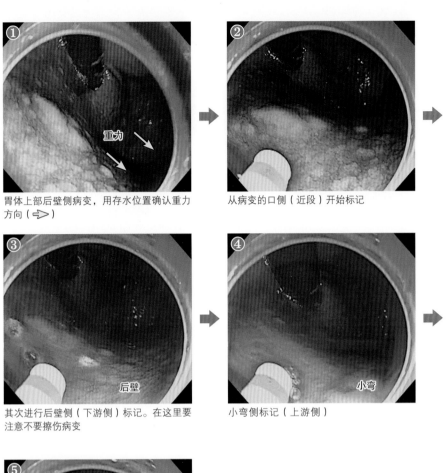

① 胃体上部后壁侧病变，用存水位置确认重力方向（⇨）

② 从病变的口侧（近段）开始标记

③ 其次进行后壁侧（下游侧）标记。在这里要注意不要擦伤病变

④ 小弯侧标记（上游侧）

⑤ 环周标记结束

图1 标记顺序

2 不要误判病变的范围

　　一般情况下标记要做得密一些以免在操作时出血或接近病变等情况下看不到标记。对于病变范围不清、大的病变估计在标记时需要花费时间时，可以先在4个点做出标记，也可以粗粗地先做距离较大（1~2cm）的标记后，在标记之间再追加标记（图2、图3）。这样即使出血也可以凭这些标记完成环周标记。

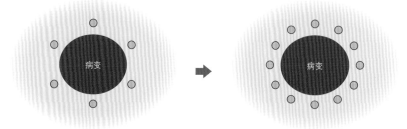

首先做几个稀疏的标记　　　　　　　在稀疏标记之间追加标记

图2　标记示意图

3 抵住黏膜标记 movie⑯

1）将附件抵住黏膜

我们中心在做标记时基本上是使用Dual knife将刀头缩回后标记，理由是Dual knife刀头完全收回时只有陶瓷头前端的金属头露出（图4）。

在刀头收回的状态下将前端抵住黏膜就可以做标记，而且即使稍微顶到黏膜也不会穿孔。如果没有做出确切的标记，会造成与局部注射、剥离等凝固的痕迹鉴别困难。在抵住黏膜标记时，有时会由于呼吸及蠕动等造成刀的前端移位，抵住黏膜时附件也可能被顶回内镜钳道内，因此要事先想到这些，调节好附件的长度。

2）难以接近黏膜

即使打满镜角也难以接近黏膜时，要通过吸引空气将器械的前端靠近黏膜侧（图5），单靠把器械伸出去并不是很好的选择。

3）在口侧或肛侧做记号

最后为了在切除后的标本中辨别口侧、肛侧，在口侧或肛侧进行双标记。尽量要在标记内且没有病变的地方做记号，如果在标记外做记号会和切开线重叠，有时会造成识别困难。

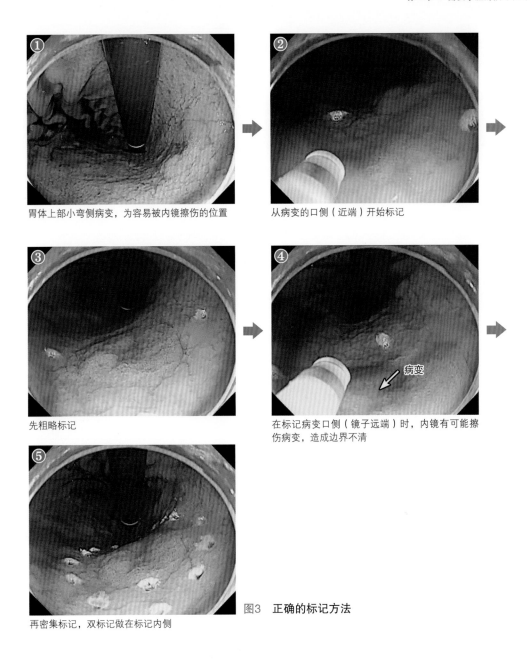

① 胃体上部小弯侧病变，为容易被内镜擦伤的位置

② 从病变的口侧（近端）开始标记

③ 先粗略标记

④ 在标记病变口侧（镜子远端）时，内镜有可能擦伤病变，造成边界不清

病变

⑤ 再密集标记，双标记做在标记内侧

图3　正确的标记方法

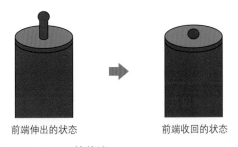

前端伸出的状态　　　　前端收回的状态

图4　Dual knife的前端

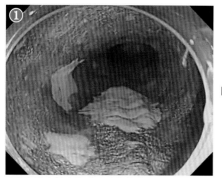

食管中段左侧壁（7点方向）的病变

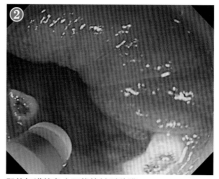

即使打满镜角也不能接触到黏膜

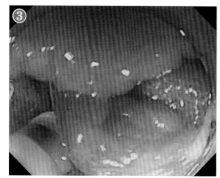

通过吸引使黏膜靠近附件

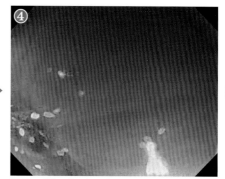

视野一过性不良，但是由于将器械前端抵在黏膜上，前端不会偏移

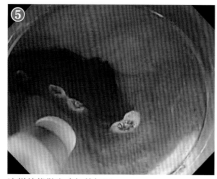

这样就能做出确切的标记

图5　不能接近黏膜时的标记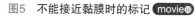

Dr. 大圃的要点 !!

　　黏液多或者病变淹没在水下时不能很好地通电，在刀的前端有凝固的组织附着时不能做出确切的标记，不要嫌麻烦，做好准备是重要的。为了避免随着呼吸等造成附件在黏膜表面滑动，要将前端确切地顶在黏膜上，这非常重要。认真做每一个操作是取得好结果的捷径。

2

【标记·局部注射】

看似简单的注射和局部注射的要点 movie

> 好不容易打进去的注射液不能漏掉，注射过多也没有用

想做好？！
需要确认的要点

1 注射到正确的层。

2 在哪里形成最高的隆起。

3 避免注射过多。

在我们中心，在胃内使用的注射液是生理盐水（250mL生理盐水加3mg肾上腺素，0.4%靛胭脂2mL），食管和结肠使用透明质酸钠（ムコアップ®原液20mL加肾上腺素0.2mg和几滴0.4%靛胭脂）。在结肠和食管，为了防止透明质酸钠进入不合适的层，要先注射生理盐水确保在黏膜下层恰当的层后更换成透明质酸钠。在胃内伴有纤维化的病例、脂肪血管丰富的大弯侧等用甘油果糖®和透明质酸钠替代生理盐水。

很多医院使用3mm长度的注射针，我们医院使用23G、4mm长度的针。使用4mm的针可以用针的长度调节注射的深度，因此在注射液进入黏膜下层前扎入一半深度，形成一定的空间后再将整个针全部扎入。另外4mm的针一旦扎入后不容易脱出来也是一个理由。

如果反复几次都没有注射好，会使穿刺风险增加，注射液也会从那里漏出，使隆起不充分或者造成不必要的出血而使治疗条件变坏。做好有效的局部注射可以安心地进行下一步（黏膜切开）治疗。

为了进行很好的局部注射，需要按顺序掌握以下**1**~**3**的要点，让我们看一下各个要点。

1 注射到正确的层 movie⑰

一般在穿刺后要一边稍微拔注射针，一边在确保黏膜隆起下进行注射（图1a）。但是，食管和结肠由于壁非常薄，注射针很容易穿透黏膜下层注射到壁外或

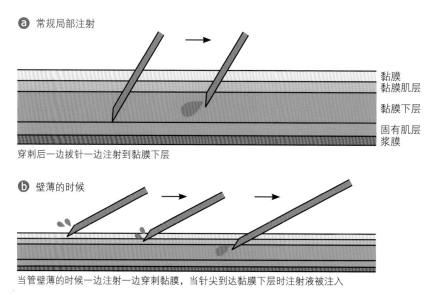

ⓐ 常规局部注射

黏膜
黏膜肌层

黏膜下层

固有肌层
浆膜

穿刺后一边拔针一边注射到黏膜下层

ⓑ 壁薄的时候

当管壁薄的时候一边注射一边穿刺黏膜，当针尖到达黏膜下层时注射液被注入

图1　不要让注射液漏掉

没有进入合适的层（肌层和浆膜下）。当一般的注射法不能很好地注射到黏膜下层时，要一边注射一边穿刺，这样有可能注入恰当的层（图1b）。

2　在哪里打出最高的隆起　movie⑰

要在标记的外侧进行黏膜下注射，使切开线在黏膜下隆起的顶点。但是，并不是穿刺针的位置就是形成最隆起的部位，主要是由于针的长度有3～4mm，要很好地意识到这一点。注射液并不是从穿刺部位流出，而是从针尖流出（图2），我们要有意识地在要切的部位打出最高的隆起。

3　注意不要注入过多的液体

一旦黏膜下形成隆起后，下一个注射要在黏膜下隆起的根部进行，这样就能够在适当的深度局部注射（图3）。在形成隆起的根部再进一步追加局部注射，这样注射针会很好地刺入黏膜下层。在切开前要打出具有一定高度的隆起，切开的时机一定是局部注射液在黏膜下层保持最多的时候。

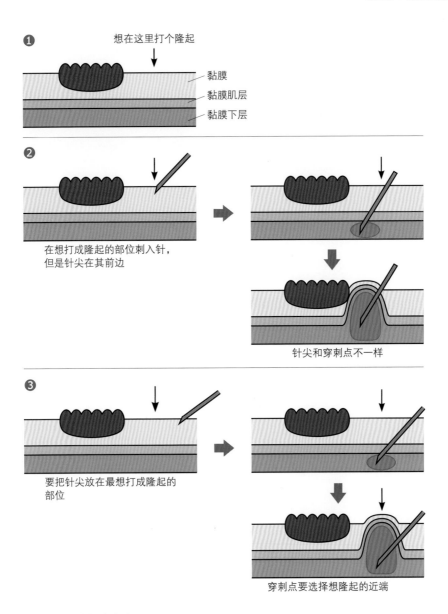

❶ 想在这里打个隆起

黏膜
黏膜肌层
黏膜下层

❷ 在想打成隆起的部位刺入针，但是针尖在其前边

针尖和穿刺点不一样

❸ 要把针尖放在最想打成隆起的部位

穿刺点要选择想隆起的近端

图2　制作隆起的方法

　　另外，经常见到住院医生为了安心切除，注入很多注射液。如果注入过多的局部注射液，在切开时隆起会塌下来，最终变为无效注射。因此，我们要在一次能切开的范围内做宽高相匹配的注射。

　　有时候可以通过局部注射将位于切线位、黏膜切开困难的部位变为平行位，变为容易处理的方向。因此，并不单纯是注射越多越好。

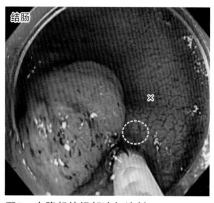 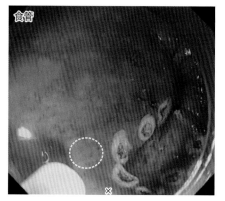

图3 在隆起的根部追加注射

在黏膜下隆起的根部（○）注射到合适的深度。

注射到黏膜下层而不利用其根部却重新在另一个地方再次注射是无效劳动。

Dr. 大圃的要点 !!

　　理解在哪里注射能形成隆起的最高点是重要的。并不是在针的根部（针鞘的前端部）形成最高点，还要考虑到针的长度。由于注射液是从针尖流出，因此要注意刺入黏膜下层针尖的位置，这一点很重要。

3 【标记・局部注射】
考虑过注射针的扎入方法吗？

人生各种各样，扎入方法也各种各样

需要确认的要点

1. 用左手扎入针。
2. 用内镜扎入针。
3. 伸出针穿刺。

　　有关针的穿刺方法，我想大家学的都是用右手伸出针后穿刺，当然这是基本的做法，但是在出现操作性不良等情况下，为了将内镜控制在适当的位置，需要右手持续扶着镜子，不一定能让右手闲下来，因此我想给大家介绍一下我们的局部注射方法。

1 用左手扎入注射针

参照 ▶ 第1章-3， movie⑱

　　并不是只能用右手穿刺，我们会遇到无论如何右手不能离开内镜的情况，在这时我们会使用**第1章-3**介绍的技术。用左手进出附件的方法同**第1章-2**。另外还没有注入注射液前刺入黏膜需要一定的力量，需要"1"（p.20）的做法。然而一旦在黏膜下层注入液体后，采用"2"（p.21）的做法也能够充分将注射针扎入黏膜下（图1）。

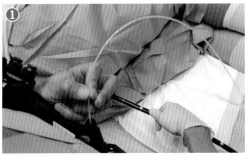

用左手进出钳子

图1　左手进出钳子的方法

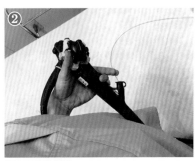

用左手进出钳子

　　即使不用右手顶着注射针，在黏膜下层有注射液进入并具有充分的张力时，用内镜扎入也能把针扎进去（图2）。如果用很大的动作伸出注射针有可能造成视野不清，因此为了不破坏好不容易得到的视野，我们要轻轻地抵近内镜进行注射。

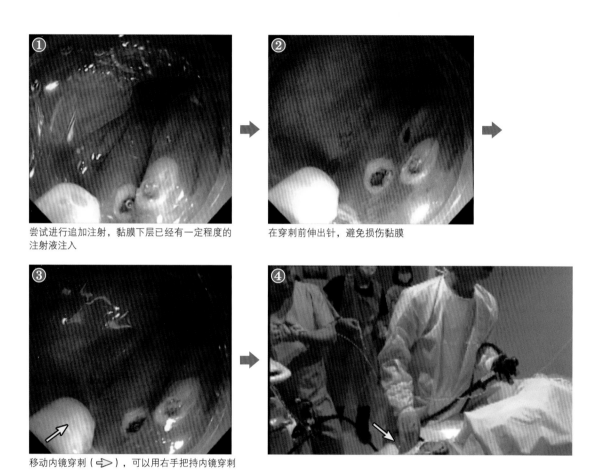

①尝试进行追加注射，黏膜下层已经有一定程度的注射液注入

②在穿刺前伸出针，避免损伤黏膜

③移动内镜穿刺（⇨），可以用右手把持内镜穿刺

图2　用内镜的力量扎入黏膜

3 单纯靠出针穿刺

movie⑲ movie⑳

　　在伸出针的状态下穿刺会使动作变大，有时候会造成黏膜损伤。请助手把针退回来拔出针，然后将针套移到下一个穿刺点，用最小的动作反复注射。**到了下一个穿刺点再让助手把针伸出去注射**。当形成确切的隆起时用这样的动作就可以完成局部注射（图3）。单靠钳子和内镜很小的动作就可以扎入注射针。粗暴的穿刺会造成黏膜出现无谓的针眼，这成为出血的原因，还可能造成注射液的外溢，百害而无一利。

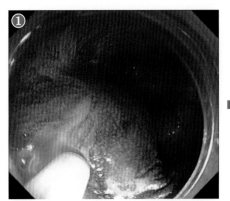

黏膜下层注入了充分的注射液，黏膜有明显的张力

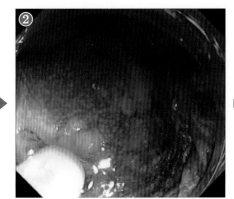

把针尖退回后移到下一个穿刺点，如果有足够的张力，单把针伸出去就能扎入黏膜下层

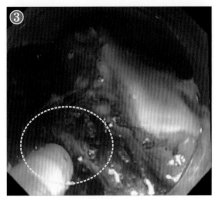

像这样，在黏膜下层直接注射时，将注射针放好后单纯伸出针头也能充分扎入黏膜下层

图3　把针退回鞘内再伸出去就能扎入黏膜下层

Dr. 大圃的要点 !!

　　单纯局部注射也要精细地分类使用各种技术。不要做容易造成视野不清的、用力刺入注射针等的动作。要用心采用优雅的动作"静静"地刺入。

4 【标记·局部注射】
不能形成高的隆起 movie

如何在合适的部位形成隆起?

想做好?！
需要确认的要点

1 调整空气也重要，要充分吸气。

2 需要控制针尖。

3 不要把自己打起的隆起弄塌。

好不容易注射液进入黏膜下层，是不是有过不能形成高的隆起的经历？在此教大家打出高的隆起的技巧。

1 要打出高的隆起，调节空气量重要，要充分吸气 movie㉑

在注射过程中注意过吸引钮吗？在注射过程中不要注气使管腔过度伸展，吸引抽出空气（抽气），使管腔放松后注射可以得到高的隆起（图1）。另外如果空气过多，会使注射针对黏膜形成压力，造成穿孔。在注射结束拔针后也要避免注入不必要的空气，以免隆起变扁。在交换附件等时候，为了避免注入的液体溢出，一定要注意吸气。

2 要打出高的隆起，需要控制针尖

当注射液进入黏膜下层到一定程度时，要将针尖扎入更深以免脱出（如果刚开始就扎入深层，针尖可能穿透黏膜下层），然后就要专心于打出高的隆起。要向希望打出隆起的方向挑起针尖设计隆起的形状。

要注意不要造成黏膜裂开，一边吸气一边将针尖拉向管腔中心，给黏膜下层一个空间使隆起更加膨隆。如果想在穿刺部位远端打出隆起，要故意用注射针下压近端黏膜（图2、图3），通过这样的动作使注射液流向远端。

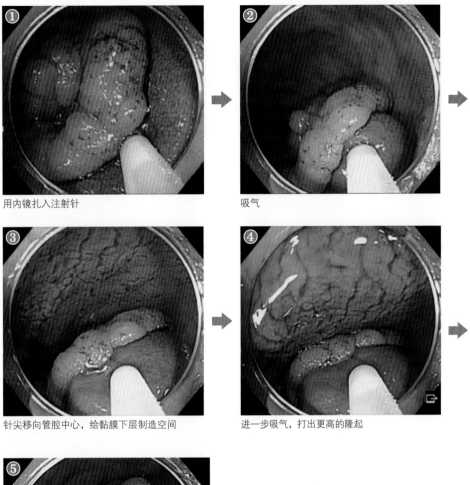

① 用内镜扎入注射针

② 吸气

③ 针尖移向管腔中心，给黏膜下层制造空间

④ 进一步吸气，打出更高的隆起

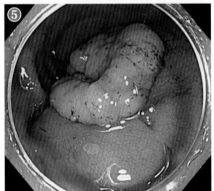

⑤ 打出充分的隆起

图1 局部注射中的吸气 movie②

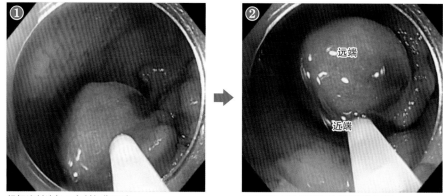

想把注射液打入穿刺部位远端　　　　　用注射针抵住近端使注射液流向远端

图2　针尖的控制

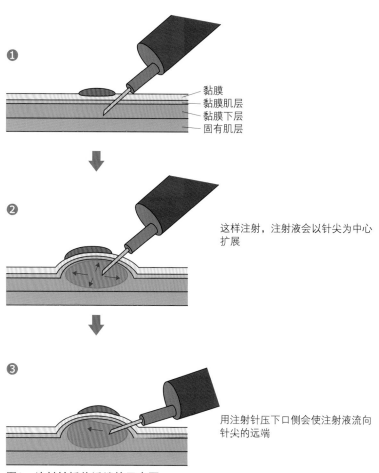

这样注射，注射液会以针尖为中心
扩展

用注射针压下口侧会使注射液流向
针尖的远端

图3　注射针抵住近端的示意图

3　要打出高的隆起，不要把自己打起的隆起压扁

当注射液不断向远端注入时，要注意不要把自己打起的隆起压扁。在按顺序行黏膜下层注射时，如果从近端向远端注射，会把形成的隆起压扁，因此要试试从远端开始注射（图4）。

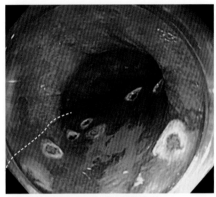

从病变的左侧（▬▬▬）开始局部注射

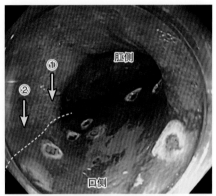

按远端（肛侧①）向近端（口侧②）的顺序

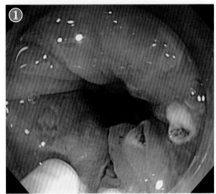

从远端（肛侧）开始注射

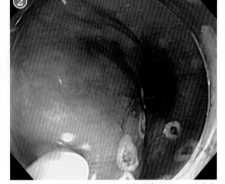

近端（口侧）的注射，注射液没有溢出，形成确切的隆起

图4　从远端开始的局部注射

Dr. 大圃的要点 !!

请注意在吸气减低黏膜张力的状态下控制针尖，打出刻意设计的隆起。为了维持形成的隆起高度，请持续吸气。这样做就可以自由地设计隆起了。

5

【标记·局部注射】

剥离中的追加注射 movie

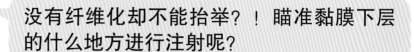

没有纤维化却不能抬举？！瞄准黏膜下层的什么地方进行注射呢？

想做好？！
需要确认的要点

1 给黏膜一定的张力后注射。

2 直接注射到黏膜下层。

由于在黏膜切开后出现注射液溢出，尽管注射范围广结局仍不尽如人意。让我们高效地只在要切开的部位进行注射吧。但是由于黏膜下层没有空间，不像黏膜切开前那样，有时候可能出现注射液注入困难。

本篇介绍黏膜不好抬举时的对策 1、2。

1 给黏膜一定的张力进行注射

黏膜在被切开前具有一定的张力，但是在被切开后就会失去张力。由于黏膜没有张力，在针刺入时不能使针尖突破黏膜（图1）。如果敌人（黏膜）不接受（没有张力），无论进行多种尝试、穿刺多少次也是一样的结果。

但是由于内镜只有一个钳道，不能用左手牵拉给出一定的张力，因此要用透明帽将近端的黏膜顶起张开黏膜，这样给黏膜一定的牵拉。有了一定的牵拉后就不需要用右手使劲刺入注射针，可以用内镜或内镜的角度钮将针刺入。这样做就可以在不破坏视野的状态下注射，达到更稳定的局部注射。

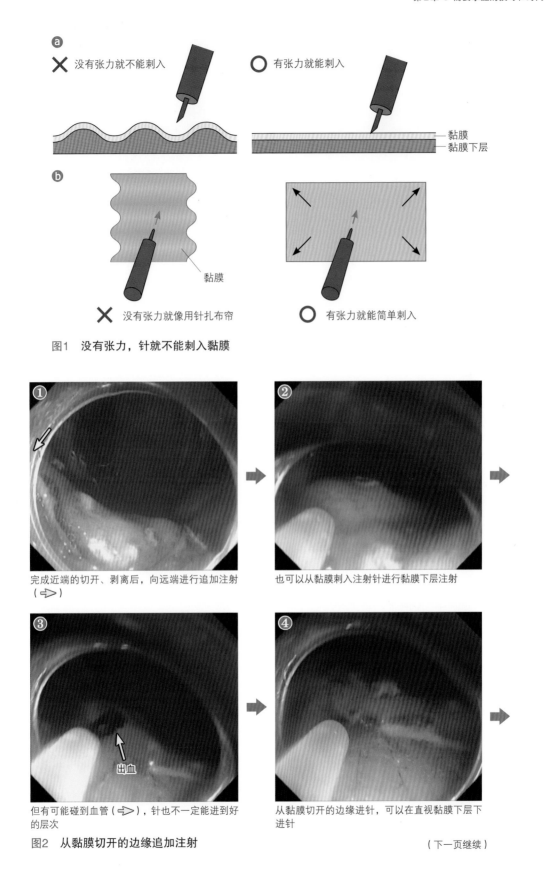

图1 没有张力，针就不能刺入黏膜

①

完成近端的切开、剥离后，向远端进行追加注射
（⇨）

②

也可以从黏膜刺入注射针进行黏膜下层注射

③

出血

但有可能碰到血管（⇨），针也不一定能进到好
的层次

图2 从黏膜切开的边缘追加注射

④

从黏膜切开的边缘进针，可以在直视黏膜下层下
进针

（下一页继续）

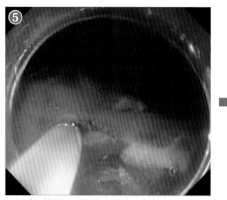

可以确切地将注射液注入黏膜下层。

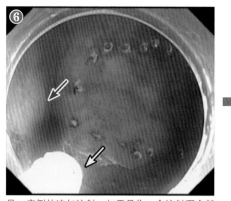

另一病例的追加注射。如果是你，会注射哪个部位（ ➡/⇨ ）呢?

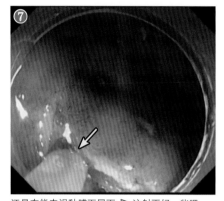

还是在能直视黏膜下层下⇨注射更好一些吧

图2　从黏膜切开的边缘追加注射（续）

2　直接在黏膜下层注射　　　　　　　　　　　　　movie②

　　在黏膜已经被切开时，对目标部位的局部注射要从黏膜切开的边缘直接用注射针注射到黏膜下层，这样会更容易完成局部注射（图2）。由于不需要穿刺黏膜，也就没有必要像突破黏膜那样穿刺。

　　在追加注射的时候，由于直接将针刺入黏膜下层（不经过黏膜），轻轻刺入就可以。这时候也要努力避开血管。要避开可识别的血管，黏膜下层的浅层有较多的血管网，因此尽可能在黏膜下层深层穿刺（图3）。当黏膜下层有一定量的注射液后，黏膜下层增厚，就改在黏膜下层深层刺入注射针（图4）。这样就有可能形成更确切的隆起。

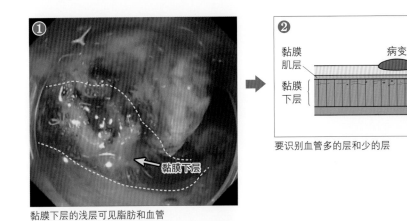

黏膜下层的浅层可见脂肪和血管

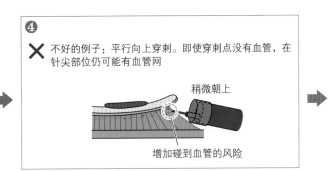

要识别血管多的层和少的层

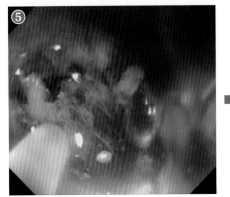

避开可识别的血管，由于注射针位于平行于肌层的方向，有可能碰到不可识别的深部（黏膜背侧）血管

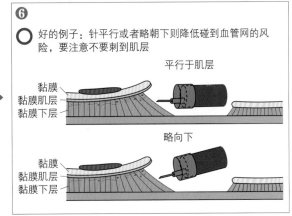

注射针与肌层平行或略向下，减少针尖处有血管的风险。当然要避免刺到肌层

尽量减少针尖碰到血管的风险

要注意针的刺入角度，避开血管网

图3 避开血管进针

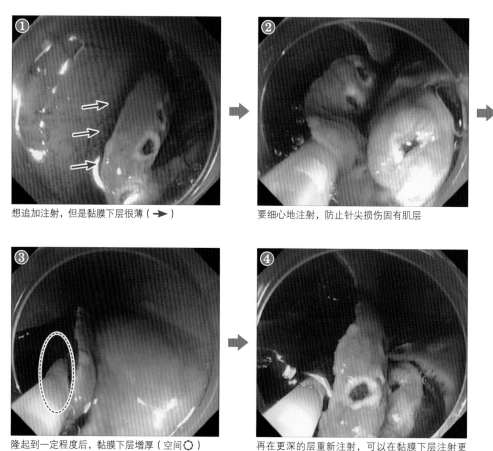

①
想追加注射，但是黏膜下层很薄（➡）

②
要细心地注射，防止针尖损伤固有肌层

③
隆起到一定程度后，黏膜下层增厚（空间〇）

④
再在更深的层重新注射，可以在黏膜下层注射更多的液体，形成确切的隆起

图4　分2个阶段在黏膜下层深部局部注射

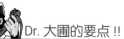Dr. 大圃的要点 !!

　　一旦刺入注射针开始注射，要稍微吸气，调整针尖方向。形成隆起的做法与第2章-4相同，但是不要轻易认为注射是不用练习就能够做好的操作。

6

【切开·剥离】

开始黏膜切开

从哪里开始切开呢?

想做好？！
需要确认的要点

1. 利用好黏膜的牵拉。

2. 以IT knife 2为主的ESD要把预切开放在远端。

3. 在食管,要先做好终点。

4. 不要忘记有特殊的病变。

　　ESD的策略依不同的刀、不同的脏器而不同,因此不能说做法只有一种,但是不同的策略有各自的理由。

　　那么,终于要拿出刀进行剥离了,你是属于先吃喜欢的食物的一派还是把喜欢的留到最后的一派?如果从简单的地方开始切,最后会很困难。在ESD中正确的做法是将喜欢的(简单的部位)放到最后。

　　当然并非所有的都是要按套路来,但是掌握一定的套路是必要的,在通晓主流的基础上才会出现改良的做法。

1　利用好黏膜的牵拉

结肠、胃(Dual knife)

　　过去我们指导学员先切开病变远端(在结肠相当于口侧,在胃直镜操作时为肛侧,反转操作时为口侧)1/3周左右并尽可能修整,然后再将近端(结肠为肛侧)黏膜切开、剥离。理由是如果把远端留下来,在剥离终点会出现剥离下来翻过去的病变盖上切除线而难以切开。

　　但是,在指导众多弟子的过程中,看到大家都在同一个地方跌倒,那就是大家都不能很好地钻入黏膜下层。由于将远端的黏膜切开导致牵向远端的牵拉变弱,使钻入黏膜下层变得困难(图1)。于是我们就从近端开始切开,这样做的结果使黏膜由于牵拉而被拉向远端,容易钻入黏膜下层的空间(图1~图4)。

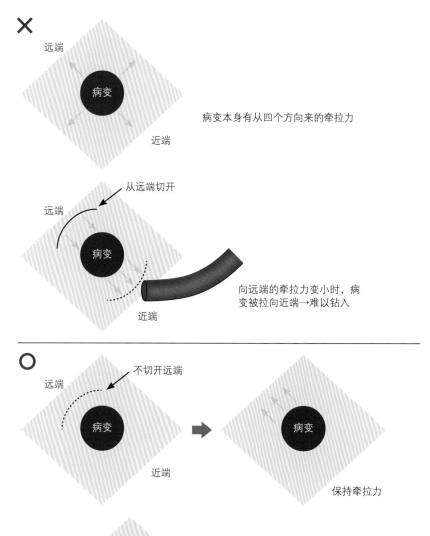

图1 从病变的近端开始切开

×：从远端切开，使牵拉病变向远端的力量减小，增加从近端钻入的难度。

○：如果不切开远端，保持将病变向远端牵拉的力量，则容易从近端钻入黏膜下层。

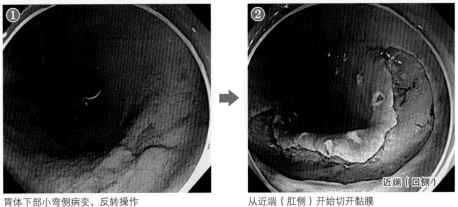

胃体下部小弯侧病变，反转操作　　　　　　从近端（肛侧）开始切开黏膜

图2　胃黏膜的切开：反转操作

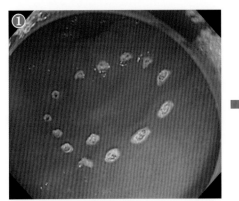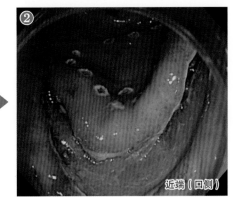

胃窦大弯侧病变，直镜下操作　　　　　　　从近端（口侧）开始切开黏膜

图3　胃黏膜的切开：直镜下操作

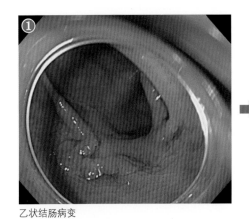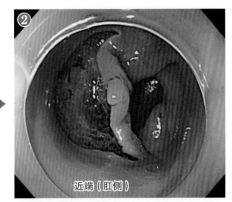

乙状结肠病变　　　　　　　　　　　　　　从近端（肛侧）开始切开

图4　结肠黏膜切开

胃（IT knife 2）

　　由于IT knife 2的优势是从远端切向近端，因此采用和前边介绍的完全不同的路径，要最先切开远端（图5、图6）。

　　另外，IT knife 2不能进行预切开，黏膜切开需要前端型附件。

　　从费用考虑，不用Dual knife，用Flex knife和针状刀也可以。考虑在其后的操作中需要前端型附件的可能，初学者要用自己熟悉的前端型刀进行预切开。

3 **在食管，要先做好终点**　　movie㉔

食管（IT knife nano，Dual knife）

　　最后是食管的切开，在食管无论是使用IT knife nano（后来的IT-nano）还是使用Dual knife，策略都是一样的（IT-nano不能预切开，因此预切开要用Dual knife完成）。

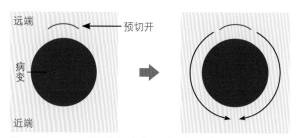

图5　IT knife 2时要先把病变远端预切开（胃）

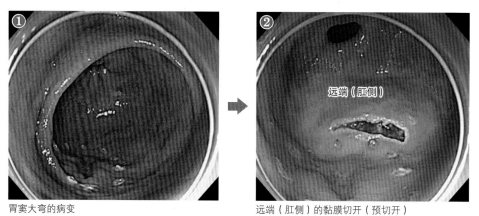

胃窦大弯的病变　　　　　　　　　　　　　远端（肛侧）的黏膜切开（预切开）

图6　**胃的黏膜切开：IT knife 2**

　　在食管首先要做出终点，也就是先把远端（肛侧）切开（**图7**）。由于食管为筒状脏器，管腔狭小，内镜操作空间小，如果开始不做好终点，在最后会使终点不明确（**图8**）。另外事先把远端切实切开、剥离好，在剥离最终的处理（剥离到剥掉）时会更轻松。

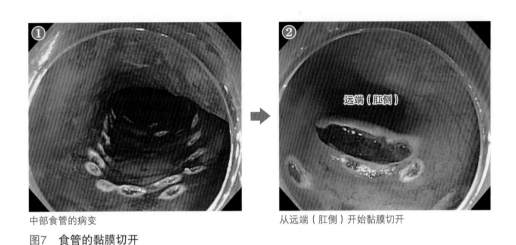

中部食管的病变　　　　　　　　从远端（肛侧）开始黏膜切开

图7　食管的黏膜切开

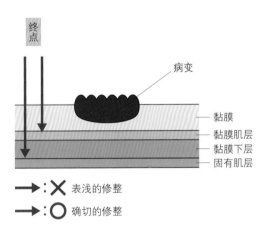

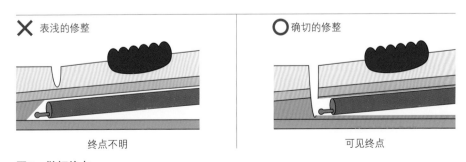

终点不明　　　　　　　　　　　可见终点

图8　做好终点

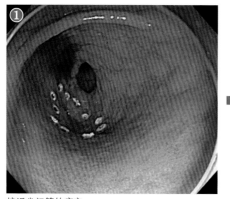

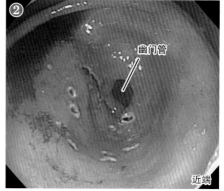

幽门管

近端

接近幽门管的病变

先切开幽门管侧，使病变离开幽门

图9　靠近幽门管病变的黏膜切开

4　不要忘记有特殊的病变

当然，并非所有的病变都如前所述，这仅仅是基本策略，也有例外。出现例外时，要处理终点和利用张力进行预先处理，否则切除后半会变得很艰难。比如对于胃累及幽门的病变，如果从近端开始切开，则病变更接近幽门而不好处理（图9）。对于结肠累及回盲瓣的病变也一样，如果从近端开始处理，病变会进入小肠，残留黏膜的牵拉力反过来会成为要命的障碍。不要死记硬背策略，而是要根据不同的情况思考。

Dr. 大圃的要点 !!

根据不同的脏器、使用的器械、重力的位置关系等因素，开始黏膜切开的部位也不同。笼统地说就是"把好做的部位留在最后"。拉着切（IT knife 2）还是推着切（前端型），如何活用重力和牵拉力等，我们要设计好整体的策略后开始第一刀。

7

黏膜切开的设计 movie

切成直线？曲线？要考虑到钻入黏膜下层

想做好?！
需要确认的要点

1 开始要U形切开黏膜，做个黏膜瓣。

2 大病变的黏膜切开要从小U形到大U形。

在**第2章-6**也讲过，如何钻入黏膜下层是最重要的任务。需要设计利于钻入黏膜下层的黏膜切开方案。在这里让我们一起学习如何创造有利于钻入黏膜下层条件的窍门。

1 开始要U形切开黏膜，做个黏膜瓣 movie㉔

基本上钻入黏膜下层是从近端开始的，**黏膜切开必须考虑到钻入黏膜下层的需求**，并不是仅仅将近端切开就可以了。想到了就不是什么难题，为了钻入黏膜下层，切成直线还是曲线更好呢？钻入＝将黏膜卷上去，钻进去是需要一定的空间的，那么切成直线能钻进去吗？切成直线是不能将黏膜卷上去的。为了做一个能卷上去的黏膜瓣，开始的黏膜切开要做U形切开，做个黏膜瓣（图1、图2），曲线切开也方便识别下一个需要切开的纤维。

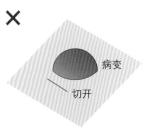

直线切开黏膜不能做成黏膜瓣

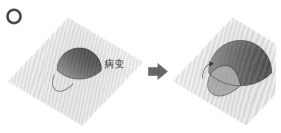

U形切开黏膜，做个黏膜瓣

图1 为做黏膜瓣而做的切开

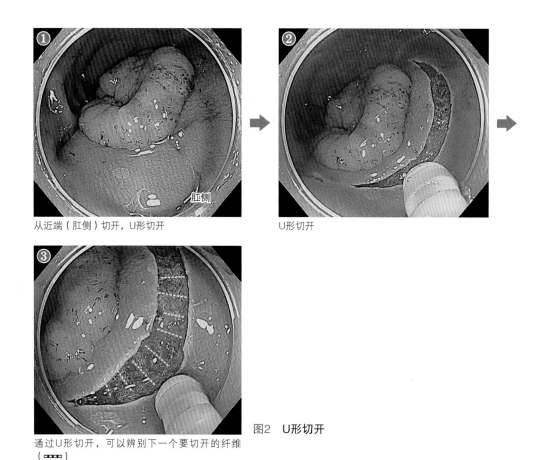

① 从近端（肛侧）切开，U形切开

② U形切开

③ 通过U形切开，可以辨别下一个要切开的纤维（▬▬▬）

图2　U形切开

另外，通过不切开远端黏膜使黏膜更容易卷上去，更容易形成黏膜瓣。

2　大病变的黏膜切开要从小U形到大U形

开始黏膜切开后，无论使用多么高密度的液体（比如透明质酸钠®）也还会一点点溢出。最开始的阶段是黏膜下层注射液保留最多的阶段，这时候要一鼓作气做好黏膜瓣。

那么，如果病变较大时要如何做呢？切成大U形，由于要翻上去的黏膜大，需要花时间钻进去。如果切成缓坡的U形也不好做黏膜瓣（图3），在这样的时候要先做小的U形并充分剥离，做黏膜瓣。充分剥离后，U形两旁的切开会显得不足，继续剥离的效率会降低，这时候把两侧的切开稍微扩大，做成大的黏膜瓣翻起来（图3、图4）。

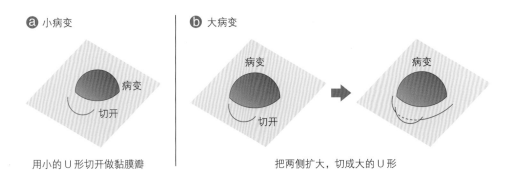

ⓐ 小病变   ⓑ 大病变

用小的 U 形切开做黏膜瓣   把两侧扩大，切成大的 U 形

图3 根据病变的大小进行U形切开

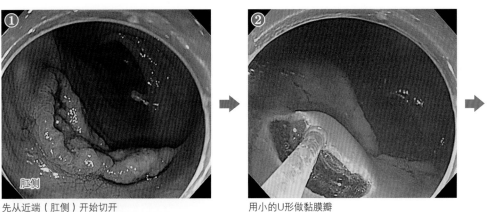

① 先从近端（肛侧）开始切开

② 用小的U形做黏膜瓣

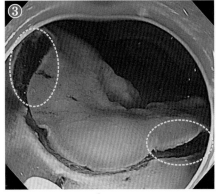

③ 追加切开左右两侧（ ◯ ），做成大的U形

图4 从小U形到大U形切开

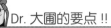

Dr. 大圃的要点 !!

　　U形切开尽量一气呵成，事先用附件比画一下，试好后一次切开。这样的做法有利于顺利做出黏膜瓣。

8

【切开·剥离】

正确地切开 movie

不要犹豫，用适度的牵拉，在合适的深度切开

想做好？！
需要确认的要点

1 不要在没有牵拉时切开，没有切开就不要再用刀牵拉黏膜！
2 要切到黏膜肌层被确实切开的深度。
3 切不开是有原因的。

---

1 不要在没有牵拉时切开，没有切开就不要再用刀牵拉黏膜！ movie⑳

用使注射后形成的隆起略塌陷的力度将刀压在黏膜上后，踩一下脚踏板切开（图1）。**在这里需要注意的是，开始切开的时候并不是要切向侧面，那样的切开是造成切浅的原因之一。**首先刀尖顶到隆起后踩一下脚踏板，刀尖会突破黏膜和黏膜肌层进入黏膜下层，刀尖顺利进入黏膜下层后，压在黏膜层的钳子的张力消失，会感觉到外鞘和黏膜紧密贴上（黏膜靠向外鞘侧）。踩一次脚踏板若刀头没有进入黏膜下层时可以再追加一次，当感觉到Dual knife的前端进入黏膜下层后才开始向侧方用力。这时候再踩一下脚踏板（图2），被刀拉着的黏膜被切开后再向侧方用力再踩脚踏板。如果被刀拉着的黏膜还没有被切开，不要再用力，而是在原地再踩一次脚踏板。用刀拉侧方黏膜后，从开始切到切完，刀一直不要动，包括刀的前端在起点和切完终点的瞬间。不是一直用力一直切下去，要在切完的时候将刀的前端停止在终点。

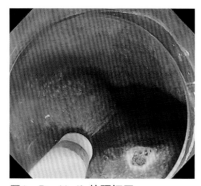

图1 Dual knife的预切开

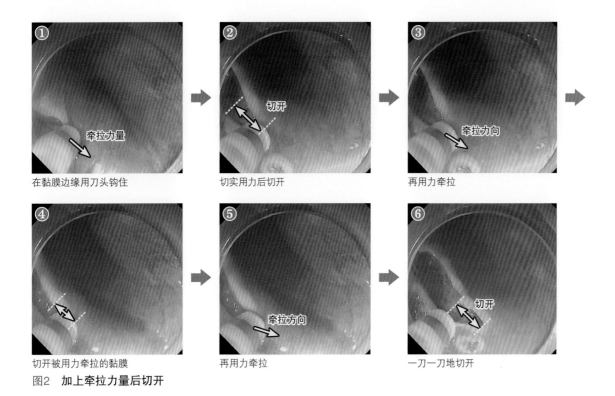

① 在黏膜边缘用刀头钩住　牵拉力量

② 切实用力后切开　切开

③ 再用力牵拉　牵拉力向

④ 切开被用力牵拉的黏膜

⑤ 再用力牵拉　牵拉方向

⑥ 一刀一刀地切开　切开

图2　加上牵拉力量后切开

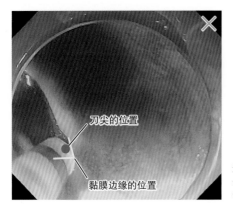

刀尖的位置

黏膜边缘的位置

图3　没有牵拉力
这种状态下即使踩脚踏板也不能切开。前端没有钩住切开边缘，没有牵拉力。

　　另外在没有很好地牵拉黏膜的状态下，即使踩脚踏板也不会切开黏膜（图3）。不用着急，要一刀一刀地切实切下去。牵拉后静止→踩脚踏板→切开→再牵拉后静止→踩脚踏板……反复进行。没有正确的牵拉黏膜的力量而胡乱踩脚踏板是不能切开的。越是熟练的人踩脚踏板的次数越少，看起来熟练的人是不停地移动附件，其实这是一连串的操作快速进行的缘故，并不只是不停地移动刀头。

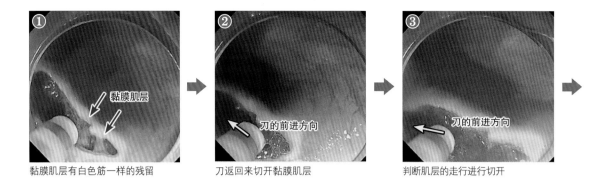

① 黏膜肌层有白色筋一样的残留

② 刀返回来切开黏膜肌层

③ 判断肌层的走行进行切开

④ 像张开嘴一样

图4 切到黏膜肌层被切断的深度

2 要切到黏膜肌层被确实切开的深度

movie㉓

　　切开后要确认黏膜肌层是否被切断，如果发现黏膜肌层有白色筋一样的残留（图4①）要追加切开。黏膜肌层下方有丰富的脂肪和血管网，因此在追加切开黏膜肌层时，有时候能看到血管，要用凝固电流像描图一样地切开黏膜肌层以防止出血。这时可以反方向回刀切开，也可以再次在相同的方向像描图一样切开（图4②、③）。确切地切到黏膜肌层后，黏膜由于丧失了黏膜肌层的收缩力，切开线像开口样圆形延展开（图4④）。

3 切不开是有原因的

　　有时候看到初学者在切不开黏膜和黏膜肌层时用再拧镜子等方法加大力量。在切不开的时候首先要思考是不是出现以下情况：刀的牵拉力量不够（参照需要确认的要点1），刀鞘进入过深，没有与黏膜接触（没有切断的黏膜接触的是非通电部位，图5），出血、黏液、注射液等存留在需切开的部位导致电流密度下降（图6），切开的黏膜和刀不垂直接触，挑成皱褶（接触面积过大电流上不去，图7）

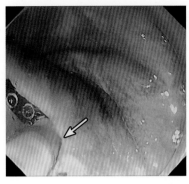

图5 刀鞘进入过深，没有与黏膜接触

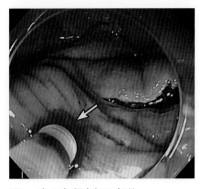

图6 出血存留在切开部位

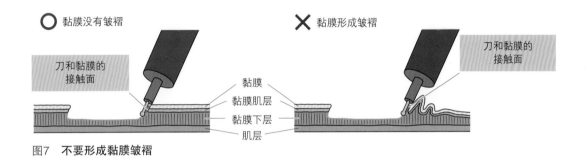

图7 不要形成黏膜皱褶

等。请在解决上述问题后再尝试切开，绝不要单单增加牵拉的力量，并不是增加牵拉力就能切开的，创造好适合切开的条件才可以轻松地切开。

Dr. 大圃的要点 !!

　　要在刀牵拉的黏膜被切开后才开始下一次的牵拉。没有切开就不要不停地移动附件（单单增加牵拉力量是不能切开的）。切开了再进行下一个牵拉，切开了再进行下一个牵拉……重复操作就可以安全切开。

9

【切开·剥离】

为了精准地切开及剥离

脚踏板的踏法也很重要

想做好?！
需要确认的要点

1 用脚控制脚踏板的轴向运动。

2 利用好峰值系统（Power Peak System, PPS）。

虽然内镜几乎是上半身（双手）的操作，但是踩高频电装置的是脚，右脚（这里叫右利脚）还是左脚哪个更好取决于不同的考虑方式。踩脚踏板时踩的时间有长有短，还要分别踩几个脚踏板，这些都是必须要做的非常微细的动作。因此用左脚支撑身体，右脚（右利脚）进行脚踏板的操作或许更好。当然，习惯反着操作也没有关系。

1 用脚控制脚踏板的轴向运动

我们通过双手调节镜角和内镜的协调运动、保持良好的视野进行诊治。但在切开和剥离过程中使用高频电通电、清洗视野时注水（具有水泵功能的内镜）等操作需要用脚进行。

能够一直保持良好的视野是很重要的，因为有时会碰到要利用稍纵即逝的机会进行操作的情景。常看见初学者需要切的时候不能马上切，想停止切的时候不能及时停止，因此不仅是手，连脚尖的操作也要靠高度集中精力。两只手是创造条件，决定结局的是脚。

首先在开始治疗前要给自己的脚创造容易操作的工作空间（图1）。在踩脚踏板以前总需要用眼睛确认脚下是不可取的。在开车的时候没有人每一次都要用眼睛确认油门和刹车吧？好不容易对好的视野会因为这个动作而被破坏的（图2）。

其次，我们在熟练操作以前先尝试光脚套上鞋套操作（也许有人已经知道，指导医生的大圃至今仍然是光脚操作……图3），这样做能更直接地传递脚下的感觉。

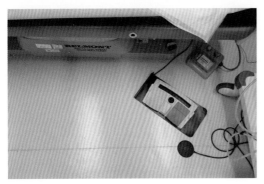

图1 工作的空间

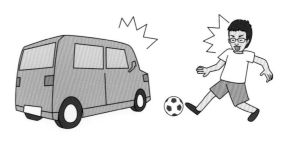

图2 像开车一样保持视野

看脚下会失去眼前的视野

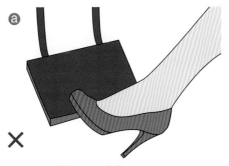

这样的脚下操作不是正确的

图3 重视脚下的感觉

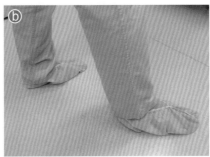

光脚套上鞋套

到此是准备，在实际踩脚踏板时，如果每次抬脚使身体轴变化会成为破坏视野的原因之一。因此要以足跟为支点动脚，这样就可以一直以两只脚站立，身体轴不会偏离，脚动的幅度也会小一些，可以进行快速、瞬间的操作，也就是类似轴向运动的动作（图4）。指导医生大圈脚的动作更进一步，切开时踩脚踏板用踇趾，凝固时用小趾进行。如果觉得自己也可以的医生尝试一下，但是我们不推荐这样做，因为并不是谁都能做到的……

2 利用好峰值系统（Power Peak System, PPS）

为了使初学者更好地理解本书，书中尽量没有使用很难的术语，省略了对于高频电装置模式的说明。在很多书中已经详细介绍了，在这里不再赘述。

切开时的脚踏板的踏法大体上分为两种：长踏法和断续踏法（我们主要是用ERBE公司的VIO300D），Endo-cut模式下即便是长踏也会交替输出切开和凝固模式。

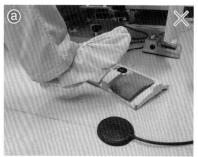

抬脚会使身体轴变化，不稳定

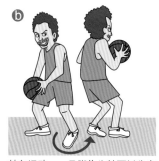

轴向运动。一只脚作为轴可以稳定
脚的操作

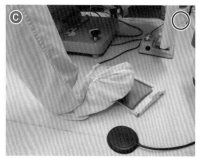

以足跟为轴分别踩脚踏板

图4　踩脚踏板时脚的动作

　　这里的问题是一定的间隔。在切开的时候，在想切的部位放好刀牵拉后确认切开的时机切开。理想的状态是在切开的瞬间提高切开能力，减少这个时间滞后的模式叫Power Peak System（PPS）。切开看起来是连续动作，将其分解开来就是重复牵拉黏膜→切开的动作。因此理想的状态就是能控制切开的时机，PPS可以完成这样的控制，通过快速、断续的踩踏提高切开能力。

　　最后的说法也许很矛盾，要把踩脚踏板的次数控制在最少。很多初学者羡慕上级医生ESD中脚踏板的动作频率很快，但是实际上大多数都是无效踩踏。正确的牵拉加上踩脚踏板的工作是必要的，在没有很好地牵拉下使用PPS也是无效的。

Dr. 大圃的要点 !!

　　我绝不是吹毛求疵，脚下的操作不能破坏身体轴、不能破坏视野、无时间滞后是很重要的，这和流畅地交替踩油门和刹车是一样的。开始的时候要有意识地做，当身体习惯了就会成为无意识的动作。

10 【切开·剥离】
黏膜切开——大刀阔斧

开始的第一步是决定成败的关键

想做好?!
需要确认的要点

〈为了加快切开速度〉

1 第一刀就要切到黏膜下层。

2 不要直接向侧方切开。

3 切开线要稍留余地。

　　动作快不等于做得好。理论上，没有无效动作、整体操作时间短的治疗是受欢迎的，理由是手术时间短可以减轻患者的负担。动作快不等于手术快，这第一刀要在局部注射形成的隆起保持最好的时机下快速切开，而且不能失去冷静。在这里学习一下第一刀的技巧。

1 第一刀就要切到黏膜下层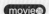

　　由于这一本书介绍全部脏器的处理，但是并不是所有的方法适用于全部脏器，本篇的方法是在出血较多的食管和胃△，结肠中○的做法，希望不要混淆。

　　在黏膜切开前隆起是最高的，在这时候最初的切开能切到什么程度很重要，它决定钻入黏膜下层的速度。**在切开的时候要用适当的力量将刀顶在黏膜表面，一大刀切开黏膜、黏膜肌层直至切开一点黏膜下层**（图1），这是尽早钻入黏膜下层的要点。

　　即使是发生了出血，如果确切地顶住黏膜切开，由于已经剥离了一部分黏膜下层，还是可以明确出血点的。如果犹豫不决、切得表浅造成出血，究竟哪里在出血也看不清楚，就会出现双重困难。

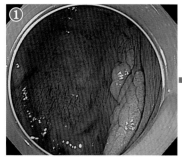

① 盲肠回盲瓣对侧的病变（局部注射前）

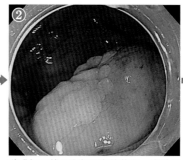

② 黏膜切开前是隆起最高的状态，这时切实切开黏膜是关键

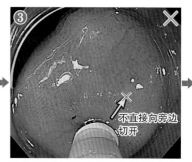

不直接向旁边切开

③ 黏膜切开前是黏膜下层隆起最高的状态，切开时直接向旁边切开是不可以的

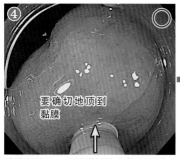

要确切地顶到黏膜

④ 黏膜顶着刀，在略微塌陷的状态下踩一下脚踏板切开。在确认刀头突破黏膜以前不向侧方移动

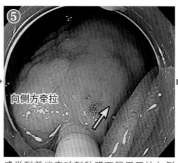

向侧方牵拉

⑤ 感觉到前端突破到黏膜下层后开始向侧方切开

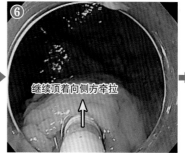

继续顶着向侧方牵拉

⑥ 继续用力顶着刀头，向切开方向切实牵拉后继续切开

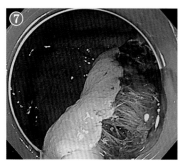

⑦ 黏膜切开第一刀完成后，用钳子挑开切开线，可见在切开黏膜的同时黏膜下层也被稍微剥离

图1　第一刀要切到黏膜下层

2 不要直接向侧方切开

　　首先在最初（第一刀）切开黏膜时，在形成了确切的隆起时，即使用附件的前端顶着黏膜也不会出现穿孔。决定切开部位后并不是直接向侧方切开，**在确认刀头完全切开黏膜进入黏膜下层前不要移动附件**。在完全确认刀头进入黏膜下层后才开始向侧方牵拉切开（图1）。这时候要确认刀确实钩住黏膜的边缘并牵拉好才向侧

方切开。

当前端进入黏膜下层后要轻压隆起部分，然后继续黏膜切开。即使这样做有时黏膜肌层也会没有被完全切开，所以在切开黏膜后要确认黏膜肌层是否被切断再继续切。

3　切开线要稍留余地

当切开线太接近病变或者标记点时，一旦切开的方向出现错误就很容易切进病变（图2）。在初学者中有些操作不一定能按照预想的进行，尤其是对于时间较紧的操作。为了留有余地，**切开线要离病变稍微远一些**（图3）。

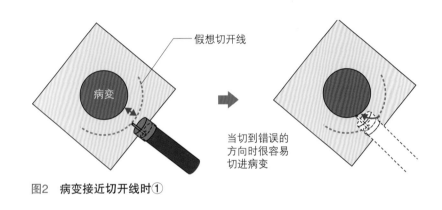

图2　病变接近切开线时①

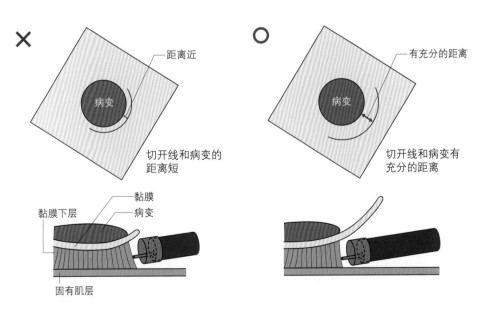

图3　设计切开线时要稍微留些余地

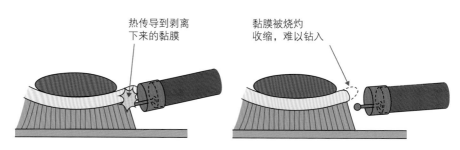

热传导到剥离
下来的黏膜

黏膜被烧灼
收缩，难以钻入

图4　病变接近切开线时②

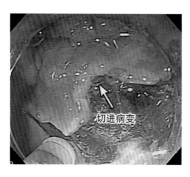

切进病变

图5　黏膜切开时切进去

黏膜切开中切进病变，由于切开线离病变过近，
不能做成黏膜瓣

　　另外，在这里还有一个理由，在技术还没有熟练时，**如果与病变的距离没有余地，不仅在黏膜下层，黏膜层也会因被电流不断烧灼，甚至烧到病变**（图4），导致不能保证ESD最大优点的断端阴性。另外切开黏膜是内镜钻进去的必要条件，黏膜被烧灼收缩会使钻入黏膜下层更难。已剥离的黏膜被切进去，即使是内镜钻进去也不能很好地将黏膜卷起，不能做成黏膜瓣使用（图5），请注意不要自己给自己挖坑。

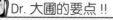Dr. 大圃的要点 !!

　　开始的切开判断能够切开多少以利于剥离是要点，与能否顺利钻入黏膜下层相关。

11 制作黏膜瓣的过程 movie

即便烧焦也要钻进去的做法不可取

想做好？！
需要确认的要点

1 钳子伸出稍长一些。

2 肌层和黏膜都不要损伤。

3 调整空气量。

开始切开就能做成黏膜瓣是万幸的事情，但这几乎太少见了。没有做成黏膜瓣就不能直视黏膜下层，如何是好呢？最近有用包括带牵引线的钛夹、附有带子的钛夹等牵引方法的报道，在这里我们尝试使用钳子制作黏膜瓣吧。

1 钳子伸出稍长一些 movie

如果进行U形切开，就能看见下一个要切的纤维，但是由于尚未做成黏膜瓣，内镜不可能钻到黏膜下层。即使勉强钻入，前方就是肌层。在钻入之前会不能直视要切开的纤维。

把钳子伸出长一些，会失去一定的稳定性（图1），但是如果钳子较短时稍微向肌层侧打个角度，刀尖就会朝向肌层（图2）。当然大原则是要处理眼前能看到的地方，但是有些场合不得不做盲切。为了提高安全性，把钳子伸出稍微长一些是有

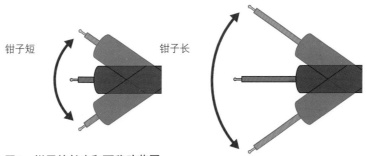

钳子短　　　　　钳子长

图1　钳子的长度和可移动范围
内镜移动相同的角度，由于钳子的长度不同，前端的移动范围也不一样

效的（图3）。如果钳子伸出长一些可以从远景观察到病变整体，看到肌层的方向，反倒会更安全一些。

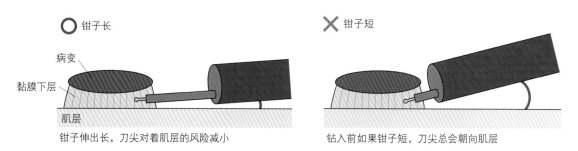

○ 钳子长　　　　　　　　　　　　　　　　　　✕ 钳子短

病变
黏膜下层
肌层

钳子伸出长，刀尖对着肌层的风险减小　　　　　钻入前如果钳子短，刀尖总会朝向肌层

图2　钳子伸出长的优点

钳子短会使钻入黏膜下层的角度成为钝角（垂直于肌层），刀尖对着肌层的风险增加。相反钳子长会使角度变为锐角（与肌层平行）

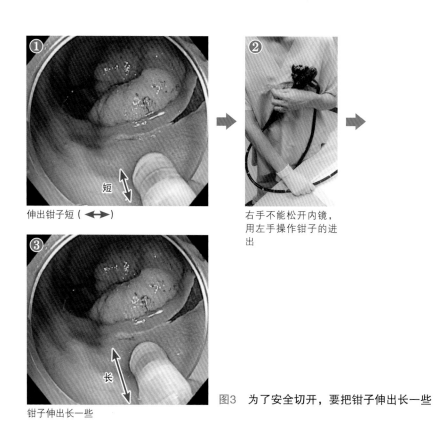

① 伸出钳子短（◄►）

② 右手不能松开内镜，用左手操作钳子的进出

③ 钳子伸出长一些

图3　为了安全切开，要把钳子伸出长一些

2 肌层和黏膜都不要损伤

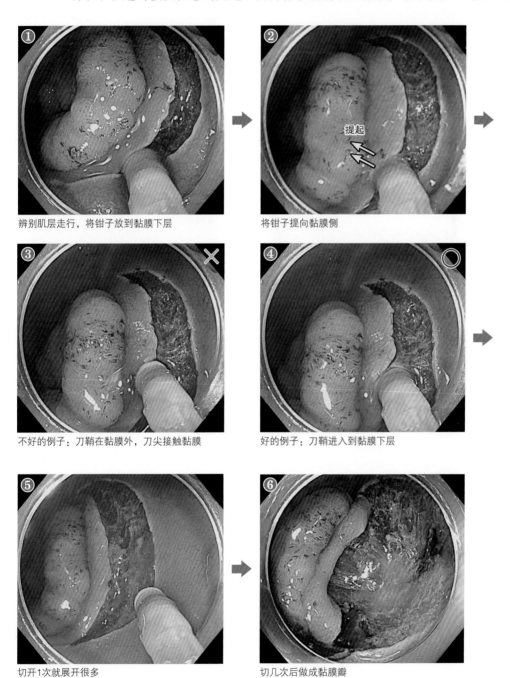 movie㉔

那么，在钳子钻入黏膜下层时要确认肌层的走行，使钳子与肌层平行钻入是安全的，由于有时候需要盲切，为了防止刀尖接触肌层，要将钳子稍微提向黏膜侧（图4）。这时候要注意的是**过于提向黏膜侧会烧到黏膜**，结果就是不论多久也钻

① 辨别肌层走行，将钳子放到黏膜下层

② 将钳子提向黏膜侧

提起

③ 不好的例子：刀鞘在黏膜外，刀尖接触黏膜

④ 好的例子：刀鞘进入到黏膜下层

⑤ 切开1次就展开很多

⑥ 切几次后做成黏膜瓣

图4 不要用刀尖损伤肌层或者黏膜

不到黏膜下层，也可能烧毁病变。将钳子切实地伸入黏膜下层而不只是伸入刀头也有技巧，这时候要将钳子的刀头缩回去，因为如果刀头伸出去会刮到近端侧，不能很好地放到想切的部位。收回刀头后刀鞘不会刮到组织，可以顺畅地将刀鞘移动到想放的位置，当刀鞘放到适当的位置后再伸出刀头就可以了。

3 调整空气量 movie㉗

　　终于做成黏膜瓣，还是钻不进去……只有继续努力直到黏膜瓣做好。但是真的就钻不进去吗？我们来**研究一下管腔内的空气量**吧。如果注气过多造成肌层张开，黏膜下层也向侧方拉开，内镜就难以钻入。因此尝试调整空气量，吸出气体后，向侧方牵拉的黏膜下层的张力下降，黏膜下层容易向纵向拉长，也就能使内镜更容易钻入（图5），结束无谓的困难的状况。

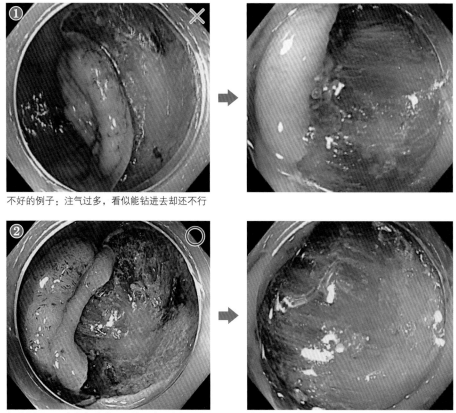

不好的例子：注气过多，看似能钻进去却还不行

好的例子：吸气恢复黏膜下层的厚度，降低张力后可以钻进去了，没有追加切开

图5 调节空气量以便钻入 movie㉗

Dr. 大圃的要点 !!

　　大家也许会不愿意伸出较长的钳子，但是长的钳子可以从远景观察到病变的全貌，可以俯瞰肌层和皱襞及其他整体状况。引起穿孔等并发症往往是没能把握整体形态的三维结构，而只是看到眼前的二维结构的缘故。

12

【切开·剥离】

如何钻入黏膜下层

> **最初的剥离是决定成败的关键。不要用凝固模式**

想做好?!
需要确认的要点

〈为了更好地钻入黏膜下层〉

1 黏膜剥离不只用凝固模式。

2 尝试一下QC法。

如何钻入黏膜下层是决定ESD成败的关键,这样说并不过分。在这里我们学习一下钻入黏膜下层的方法。但是,请注意这一方法并不适用于任何一种情况。

1 黏膜剥离不只用凝固模式

首先前提是进入正确的深度,大家是不是认为"剥离的时候要使用凝固模式"?用切开模式处理血管会有很高的出血概率,但是**如果进到合适的深度,血管并不会很丰富,因此不需要常规使用凝固模式**。大家是不是经历过用凝固模式剥离引起病变侧黏膜收缩,剥离很长时间也不能钻到黏膜下层的情况?

2 尝试一下QC法

参照 ▶ 第2章-10, movie ㉘

在胃和食管,由于在黏膜切开时出血较多,因此要修整一下切缘后剥离。而在结肠,由于血管较少,除了直肠和回盲瓣周围外几乎不需要修整切缘,可直接开始剥离。由于结肠壁薄,钻入黏膜下层尤其困难。胃和食管的黏膜具有一定的厚度,用凝固模式剥离也不会出现问题,**但是在结肠使用凝固模式剥离会使黏膜收缩,不好钻入黏膜下层**。因此我们在最初钻入黏膜下层之前不用凝固模式,而是用切开模式尽快钻入黏膜下层,我们把这个方法命名为QC法(Quick and Clean Method)(图1)。

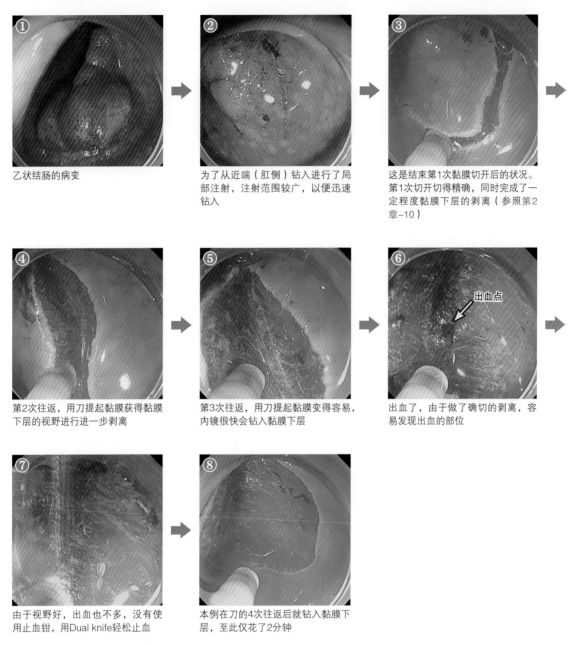

乙状结肠的病变

为了从近端（肛侧）钻入进行了局部注射，注射范围较广，以便迅速钻入

这是结束第1次黏膜切开后的状况。第1次切开切得精确，同时完成了一定程度黏膜下层的剥离（参照第2章-10）

第2次往返，用刀提起黏膜获得黏膜下层的视野进行进一步剥离

第3次往返，用刀提起黏膜变得容易，内镜很快会钻入黏膜下层

出血点

出血了，由于做了确切的剥离，容易发现出血的部位

由于视野好，出血也不多，没有使用止血钳，用Dual knife轻松止血

本例在刀的4次往返后就钻入黏膜下层，至此仅花了2分钟

图1　用QC法迅速钻入黏膜下层

　　在黏膜切开前是ESD中隆起形成最高的时候，因此要果断地切开。用一定的力把刀压在黏膜上，黏膜、黏膜肌层及黏膜下层切开要一气呵成，这是顺利钻入黏膜下层的要点（参照**第2章-10**）。

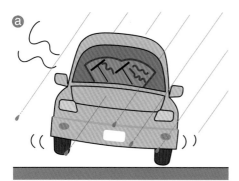

汽车在行驶过程中，如果视野模糊就不能明确前进的方向

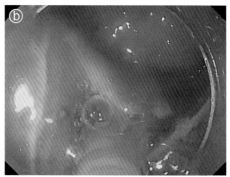

ESD也一样，用凝固模式剥离时，刀接触到脂肪层就可能造成内镜镜头模糊，不能确定正确的前进方向

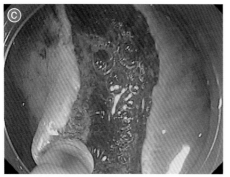

用切开模式剥离时可以保持良好的视野

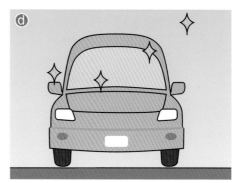

良好的视野（Clean）与安全（Safety）驾驶相关

图2 不仅快（Quick），视野也干净（Clean）

　　即使是切到了血管造成出血，由于是顶着黏膜切开，可以剥离到部分黏膜下层，因此能够看到出血点，利于止血。这时候如果犹豫，切得表浅，不仅不好钻到黏膜下，还看不出血点。我们的研究发现，与凝固模式剥离比较，QC法钻到黏膜下层的速度更快，出血几乎都能用附件（Dual knife）解决，使用止血钳的次数与凝固模式的剥离没有差别。另外用凝固模式剥离时刀头碰到脂肪，脂肪溅到镜头表面会造成视野模糊，而切开模式的剥离能够保持良好的视野，请大家一定试一试（图2），会觉得是出乎意料的快速、清洁（Quick and Clean）的方法（method）。

Dr. 大圃的要点 !!

　　想办法钻进去，钻进去就意味着成功。因此不要犹豫，要一鼓作气地用切开模式进攻，同时不要忘记血管的存在。

13

【切开·剥离】

修整切缘

不要松懈，不要掉进陷阱

1 要认知正确的深度。

2 通过修整切缘，突破脂肪和血管。

3 修整终点时不要想着剥离！

黏膜切开后开始剥离，大家会想着把黏膜肌层完全切开，但是有没有注意到黏膜下层的深度？切开后修整切缘进入正确的黏膜下层是切开后的步骤，一定要认识到这样做是使后边的切除更容易的捷径。

1 要认知正确的深度

安全结束黏膜切开后就是剥离。在黏膜切开时要把黏膜肌层完全切开后才可能钻入黏膜下层。那么，大家考虑过黏膜下层的深度吗？切断黏膜肌层就OK？其实并不是那样。在结肠和食管没有那么丰富的血管，没有关系。但是在胃有丰富的血管，初学者往往会在止血上花费很多的时间。很讨厌的是每切一刀都出血……但这样的事情并不少见吧。

黏膜下层的浅层血管丰富而**黏膜下层的深层（肌层上方）血管稀疏，是剥离前景好的层**，这个层就是正确的深度。如果先突破血管和脂肪层钻到正确的深度后开始剥离就可以减少出血而顺利结束剥离（图1）。而在比这个层更浅的层进行剥离会不断地和出血战斗。

另外，在胃内由于有较多的脂肪令镜头模糊而视野不清。**初学者在接近肌层时会害怕损伤肌层**，那么让我们认识正确的深度——黏膜下层肌层上方。如果不是在这个深度剥离，会陷入一个非常难做的ESD。

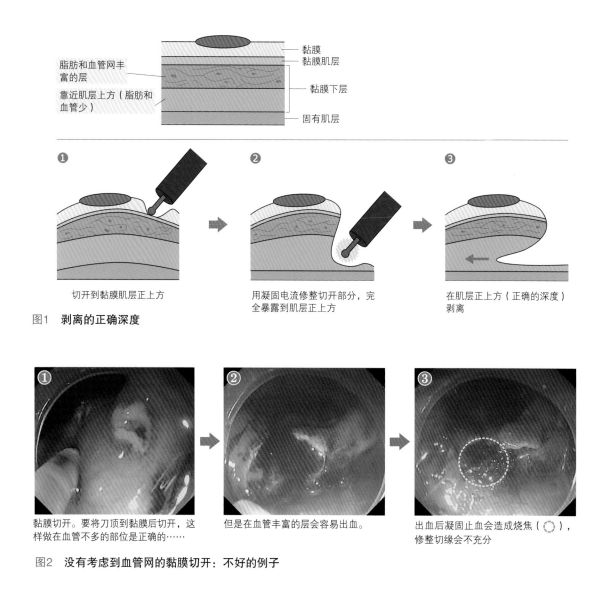

图1 剥离的正确深度

切开到黏膜肌层正上方

用凝固电流修整切开部分，完全暴露到肌层正上方

在肌层正上方（正确的深度）剥离

黏膜切开。要将刀顶到黏膜后切开，这样做在血管不多的部位是正确的……

但是在血管丰富的层会容易出血。

出血后凝固止血会造成烧焦（⸰），修整切缘会不充分

图2 没有考虑到血管网的黏膜切开：不好的例子

2 通过修整切缘，突破脂肪和血管

那么，让我们以正确的深度切开目标吧。想说的是我们一定要突破一次血管和脂肪，这时候如果用切开模式进行的确会造成出血〔图2，注：**第2章−12的QC法主要是以结肠（直肠、盲肠外）为对象，不要混淆**〕。因此，为了进入正确的深度，**在黏膜切开后用凝固模式进行切开缘的修整是非常有效的**（图3）。

为了使剥离下来的病变翻上去，需要对切开缘进行修整直至切开缘充分打开。要控制近端和边缘的剥离深度在黏膜下层深层，到达适当的深度后，后面的操作就会变得容易了（图4）。在这个阶段偷懒的话，其后就会变得一直很艰难，因此要对

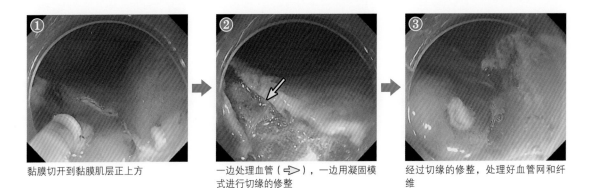

黏膜切开到黏膜肌层正上方　　　一边处理血管（⇨），一边用凝固模　　　经过切缘的修整，处理好血管网和纤
式进行切缘的修整　　　维

图3　注意到血管网的黏膜切开、修整：好的例子

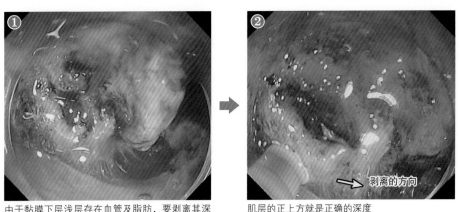

由于黏膜下层浅层存在血管及脂肪，要剥离其深　　　肌层的正上方就是正确的深度
层

图4　剥离血管和脂肪下面的层

切开缘进行像描图一样的修整，处理了血管网和脂肪，需要剥离的层就容易展开，更容易调节剥离的深度。

另外通过充分的切开及修整，病变与周围部分的黏膜下层被隔断，病变部分的局部注射液不会弥散到周围，容易保持隆起，正是一石二鸟的效果。

3 修整终点时不要想着剥离   movie ㉙

那么终点（远端）该如何去做呢（图5）？

有些脏器和部位是可以反转操作的，由于食管管腔狭窄不能反转操作，结肠反转会使内镜操作不灵活，因此我们基本上在结肠也不进行反转操作。在直镜下操作时，终点（远端）的修整会成为问题，在对远端剥离时，内镜与肌层会成为垂直方

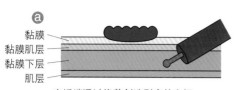

黏膜
黏膜肌层
黏膜下层
肌层

在近端通过修整创造剥离的空间

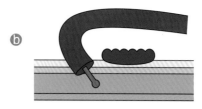

在终点（远端）如果能够反转，可以通过修整创造剥离空间

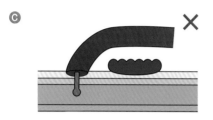

在直镜状态下，勉强从终点（远端）向病变侧修整会使刀垂直于肌层，危险

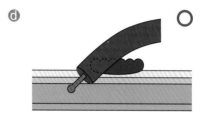

修整正常黏膜侧，使刀与肌层接近平行，可以安全地操作

图5　终点的修整

向（图5c）。那么我们一定要承担这样的风险吗？近端的修整会成为钻入黏膜下层的门槛，终点也是一样吗？修整终点的目的只是设定终点，只要能明确终点就OK了，因此没有必要费力剥离病变的下方，而是在正常的黏膜下修整就可以了（图5d）。这样可以使内镜与肌层接近平行，能够安全地操作，不冒没有必要的风险。

Dr. 大圃的要点 !!

　　不是突破黏膜肌层就OK了。在开始的时候，会感觉一直切开到肌层正上方是件危险的事情，但是这样做会使后面的操作难易度大大改变，尤其是对于开始剥离的部位要彻底修整好。

14 【切开·剥离】
仍然不能钻入黏膜下层 movie

用钳子把病变黏膜抬起来试试

想做好?！需要确认的要点

1 试试用刀翻起病变（黏膜）。

2 试试用透明帽翻起病变。

3 看清是什么在妨碍钻进去。

如何钻入黏膜下层是ESD的关键，有时候会觉得就差一步却难以推进。钻不进去一定是有原因的，在本篇我们学习一下如何发现妨碍钻进去的纤维。

1 试试用刀翻起病变（黏膜）   movie ⑳

采用修整和QC法尝试钻进去却还差一步之遥，这样的情况一定是在某个位置有血管或纤维的妨碍。当然由于还不能钻进去所以不能直接看到哪里成为妨碍，这时利用好钳子，把黏膜抬起来看一下。这个动作也有技巧，如果在伸出刀尖状态下做，刀尖会被刮住，尤其是Dual knife的刀尖有卷边更容易被刮到，因此要在刀退回刀鞘的状态下抬起病变，通过抬起病变可以观察到下边是哪个地方的纤维在牵拉（图1）。

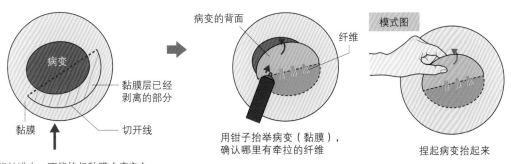

图1　用钳子抬起病变

确认后，将刀在缩进刀鞘的状态下放到想切的纤维处后，伸出刀将纤维切开。如果预先将刀伸出，会被其他部位的纤维刮到（图2）。

2 试试用透明帽翻起病变

movie ㉛

用钳子抬起病变确认纤维的方法是非常有效的，但是切开纤维需要用刀，因此不能在用刀抬举的状态下切，一般要在非直视下凭印象切开。因此翻起黏膜到一定程度后要尝试用透明帽撑开（图3）观察被牵拉纤维的部位，就可以在直视下确认被牵拉的纤维并切断，这样做更安全。这时候病变终于可以翻起来了。

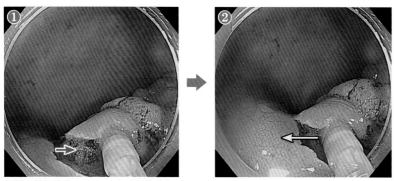

用钳子抬起黏膜，可见 ➡ 部分纤维残留

不拔出钳子，⇦向左切。但就这样切有可能切到黏膜，因此要稍微把钳子压下去再切

图2 用钳子抬起黏膜（病变）

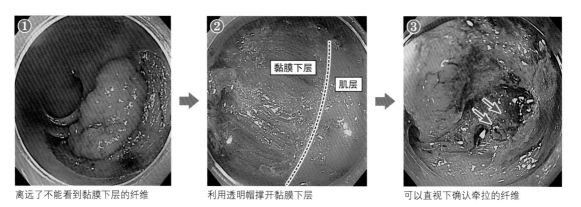

离远了不能看到黏膜下层的纤维

利用透明帽撑开黏膜下层

可以直视下确认牵拉的纤维

图3 用透明帽翻起黏膜（病变）

3 看清是什么在妨碍钻进去 movie ㉚

  用钳子和透明帽翻起来观察妨碍钻进去的纤维和血管，一般应该有关键的纤维，不处理那个纤维就不能进一步推进。要认清牵拉黏膜（病变）的纤维并定点剥离会使剥离迅速进展（图4）。

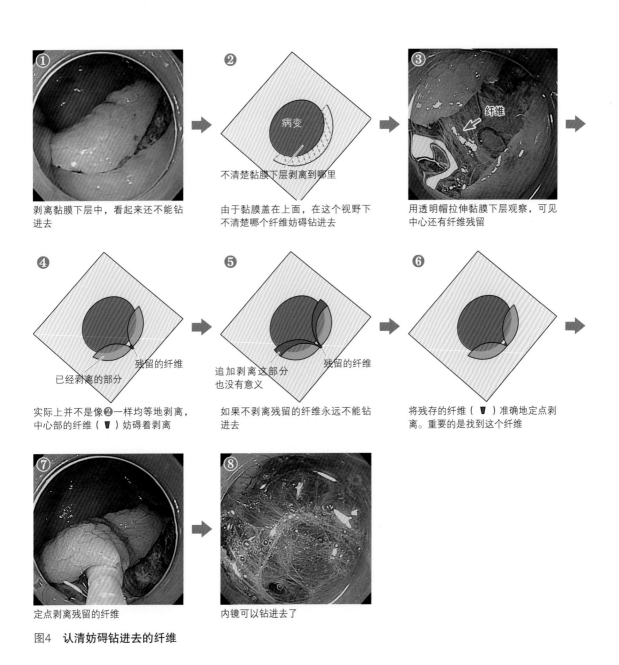

① 剥离黏膜下层中，看起来还不能钻进去

② 不清楚黏膜下层剥离到哪里
由于黏膜盖在上面，在这个视野下不清楚哪个纤维妨碍钻进去

③ 纤维
用透明帽拉伸黏膜下层观察，可见中心还有纤维残留

④ 残留的纤维
已经剥离的部分
实际上并不是像②一样均等地剥离，中心部的纤维（▼）妨碍着剥离

⑤ 追加剥离这部分也没有意义
残留的纤维
如果不剥离残留的纤维永远不能钻进去

⑥ 将残存的纤维（▼）准确地定点剥离。重要的是找到这个纤维

⑦ 定点剥离残留的纤维

⑧ 内镜可以钻进去了

图4 认清妨碍钻进去的纤维

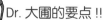Dr. 大圃的要点 !!

　　一定存在妨碍钻入黏膜下层的关键纤维，盲目地剥离很难钻入黏膜下层，要找出那个纤维并定点处理。

15

【切开·剥离】

还是钻不进去 movie

把近端黏膜压下去试试

〈仍然钻不进去的时候〉

1 把近端黏膜压下去，尽量创造剥离的空间。

2 通过调整空气量创造剥离空间。

在前面的章节中介绍了如何牵拉黏膜（第2章-8），在外科手术时可以使用两只手，即左手牵拉右手处理，但是在内镜下是不能这样做的。内镜技术只能用右手。不同的做法会改变治疗的结局，因此要研究如何用单手牵拉。所有的方法都尝试过了，仍然不能钻进去，在这样的时候需要再想新的办法。

1 把近端黏膜压下去，尽量创造剥离的空间 movie❷

黏膜下层剥离的深度对于镜子能否完全钻进去也很重要。在前一章节（第2章-13）介绍了为了避开血管和脂肪，最合适的深度应该是在固有肌层正上方，剥离到黏膜下层深层也更容易使内镜钻进去。如果在血管和脂肪多的黏膜下层浅层剥离，会更多使用凝固模式电流，造成剥离的黏膜热变性而短缩，导致内镜不容易钻入黏膜下层。而黏膜下层深层血管少，可以用切开电流剥离。在远离黏膜的黏膜下层深层剥离还不容易造成黏膜热变性，切开黏膜后很快钻入黏膜下层。另外，在切开时如果没有充分牵拉要切的地方，有可能不会切断重要的纤维。**这时候推荐用透明帽压着近端的黏膜并稍微拉向近端（图1、图2）**，这样做就能把纤维拉紧后伸出钳子切断，使剥离空间豁然开朗。

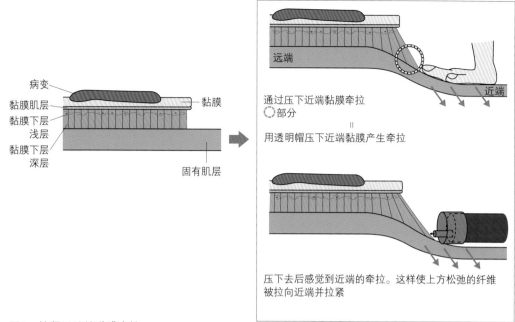

图1　拉紧近端的黏膜牵拉

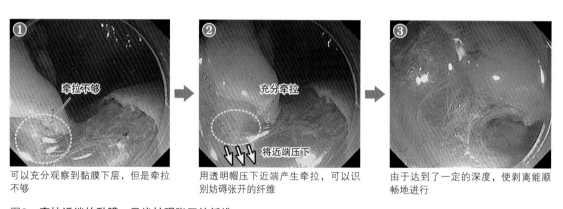

可以充分观察到黏膜下层，但是牵拉不够

用透明帽压下近端产生牵拉，可以识别妨碍张开的纤维

由于达到了一定的深度，使剥离能顺畅地进行

图2　牵拉近端的黏膜，寻找妨碍张开的纤维

2　通过调整空气量创造剥离空间

　　技巧不仅在右手（内镜或钳子），还有在内镜下调整管腔张力的方法，那就是空气量的调整。

　　"做到这样还是钻不进去"时，不要认为"已经不行了"而放弃。有尝试过调整空气量吗？其实仅靠空气量的调节就有可能比你一直努力坚持的做法更早钻入黏膜下层。至此，我一直在介绍如何进行黏膜的牵拉，也许你会想"还有通过注气进行牵拉"。但是那是不好的做法，**正确的做法是尝试吸气。通过吸气使管腔松弛下**

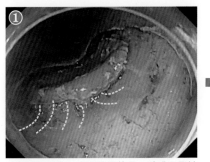

注气后的状态，由于肌层伸展，黏膜下层被向侧方拉伸（■■■），没有钻进的空间

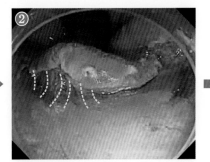

稍微吸气的状态。肌层松弛，被向侧方拉伸的黏膜下层向中央聚拢（■■■），黏膜下层的纤维松弛下来

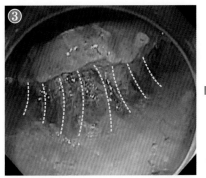

进一步吸气后肌层的伸展消失，黏膜下层松弛，出现能够向上方拉伸的余地（■■■），有可能钻入黏膜下层

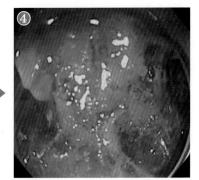

内镜成功钻入

图3　通过调节空气量创造钻进去的空间

　　来，创造钻进去的空间。但是吸气会使管腔变窄，需要把周围管腔内过多的水分吸引干净。通过吸气可以看到纤维，确认妨碍剥离的纤维并进行处理。了解了这些，就应该能够钻入黏膜下层了（图2、图3）。

Dr. 大圃的要点 !!

　　为了钻入黏膜下层想尽各种办法，要千方百计钻进去。看起来是连贯的ESD操作，其实是采用非常细微的动作创造剥离视野。

16

【切开·剥离】

高效率地剥离①

哪里是瓶颈？一定要认清！

想做好？！
需要确认的要点

1 要认清哪里是妨碍剥离的纤维。

2 要充分处理好边缘。

钻进黏膜下层后开始剥离，大家是不是就把眼前看到的黏膜下层剥离下去呢？

笔者大圃是个很细心的人，总是想尽量轻松地结束剥离，为此需要高效率，也正是因为细心才会高效率。

1 要认清哪里是妨碍剥离的纤维 movie❸

要在眼前耸立的黏膜下层中识别出哪里是最有张力、影响黏膜下层展开的纤维。对妨碍的纤维采取定点处理会提高效率，也会减少踩脚踏板的次数（图1）。**如何减少踩踏次数是技巧，最终与整体的剥离速度相关联，踩脚踏板的速度快绝不一定是ESD速度也快。**

当然，如果熟练了会很快识别出哪里的张力最大，但是在最初的阶段也许会不清楚哪里是起妨碍作用的纤维，简单的判定方法是**寻找"纤维成角的地方"**。把那个地方剥离一下会出现新的成角的纤维，顺着这些纤维依次剥离就可以了（图2）。

2 要充分处理好边缘 movie❸ movie❸

剥离到一定程度后很容易识别黏膜下层，很想飞快地把能简单剥离的部位剥离过去，但是，不处理边缘光剥离病变中心是不能打开剥离面的。那样做不仅没有好处，还会出现陷阱（缺点）。如果光处理能简单处理的病变中央，留下的边缘会呈

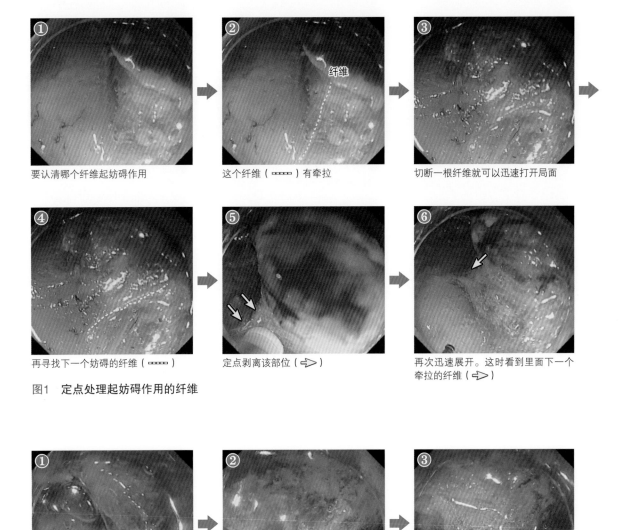

① 要认清哪个纤维起妨碍作用

② 这个纤维（┅┅）有牵拉

③ 切断一根纤维就可以迅速打开局面

④ 再寻找下一个妨碍的纤维（┅┅）

⑤ 定点剥离该部位（⇨）

⑥ 再次迅速展开。这时看到里面下一个牵拉的纤维（⇨）

图1 定点处理起妨碍作用的纤维

① 剥离纤维成角的部位

② 可见下一个成角的部位

③ 看到再下一个成角的部位

图2 寻找成角（妨碍）的纤维

三角形，使注射液在黏膜下层保留不住而增加切除难度。**中央部分在什么时候都好剥离，所以首先要尽力处理边缘部分**（图3）。

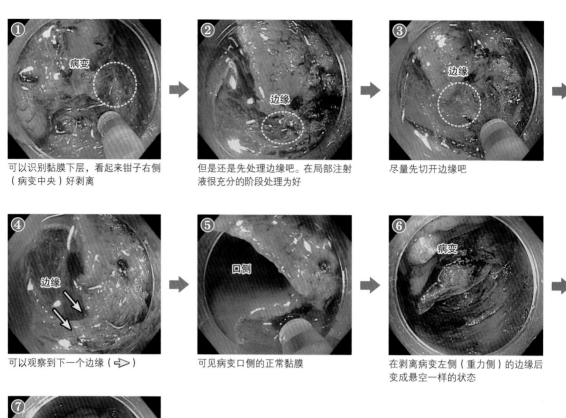

① 可以识别黏膜下层,看起来钳子右侧（病变中央）好剥离

② 但是还是先处理边缘吧。在局部注射液很充分的阶段处理为好

③ 尽量先切开边缘吧

④ 可以观察到下一个边缘（⇨）

⑤ 可见病变口侧的正常黏膜

⑥ 在剥离病变左侧（重力侧）的边缘后变成悬空一样的状态

⑦ 开始剥离病变右侧（⇨）

图3　先处理边缘

Dr. 大圃的要点 !!

要认清哪里是关键的纤维并准确处理。不管切了多少好切的部位,如果没有处理关键的纤维,切面仍然不能展开。相反,一旦突破关键纤维,切面会豁然开朗。欲速则不达,稳准有效,这些都和提高速度相关。

17 【切开·剥离】 高效率地剥离②

把黏膜下层想象成扇贝柱一样的纤维

需要确认的要点

1 在剥离时要感知纤维的方向。

2 在剥离时要垂直于纤维的方向。

一旦钻入黏膜下层后，如果注意到出血和穿孔，剥离一般都不会有问题。但是为了更高效、更彻底地剥离，我们要以扇贝柱做比喻解释黏膜下层的纤维。

1 在剥离时要感知纤维的方向

我们在指导初学者时，常把黏膜下层的纤维比作扇贝柱来给他们说明（图1），我认为不是我一个人觉得像。当黏膜下层被充分注射后，可以看到蓝色的水凝块一样的结构，其实这不是水，要想象并感受纤维束是非常重要的。

2 在剥离时要垂直于纤维的方向 movie ㉟

经过接受提示后，纤维束是不是看起来就像扇贝柱了呢？如何切会是高效率呢？正确答案就是垂直于纤维切除（图2）。如果平行于纤维切就会滑得切不开，因此不是要粗略地感受整体纤维的被牵拉的方向，而是要感受每根纤维的走行并垂直切断（图3）。这样做，有时候仅一次剥离就可以使剥离面很好地展开（图4）。

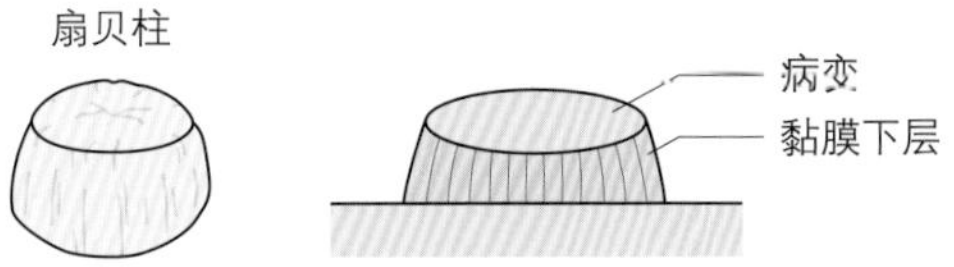

扇贝柱

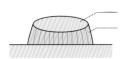

病变
黏膜下层

图1 比作扇贝柱的示意图

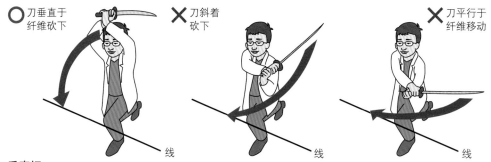

图2　垂直切

用刀垂直切，拉紧的线会一下切断，但是斜切或平行切线不会切断

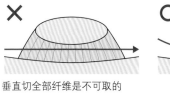

垂直切全部纤维是不可取的　　要一根一根地垂直切

图3　垂直于每根纤维切

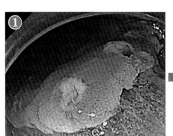

要考虑纤维的方向

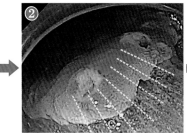

把纤维的方向（▪▪▪▪）想象成扇贝柱

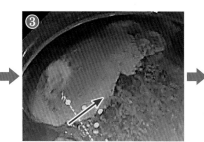

垂直于（▪▪▪▪）切，如（➜）所示

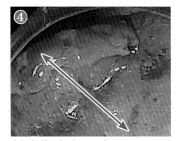

空间豁然开朗（◀▶）

图4　要用心垂直切每根纤维

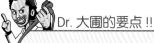
Dr. 大圃的要点!!

把纤维比作扇贝柱，黏膜下层作为纤维的聚合体。

18 【切开·剥离】

高效率地剥离③ movie

有意识地利用牵引，创造牵引

想做好?！
需要确认的要点

1 要有意识地利用牵引剥离。

2 为剥离创造牵拉。

在**第2章–5**中介绍局部注射时讲了用注射给黏膜创造牵拉的话题，在黏膜下层剥离的阶段更是如此，如果没有黏膜下层被牵拉的力量，就不能进行高效率的剥离。

大家见过正拳击碎木板吗？这是由于拿板子的人给板子一个很好的牵拉才能完成。如果拿板子的人没有给板子一个很好的牵拉，无论用多大的力气也不可能击碎（图1）。笔者大圃是空手道学部出身，有着切身感受。

1 要有意识地利用牵引剥离

movie 96 movie 97

在这里我们看一张照片吧（图2）。老实说，从哪里开始剥离都可以，但是还是要关注一下如何更高效地剥离。

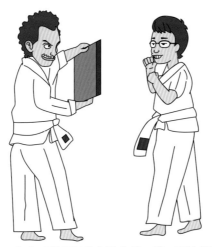

图1　和空手道用正拳击碎木板一样，牵拉很重要

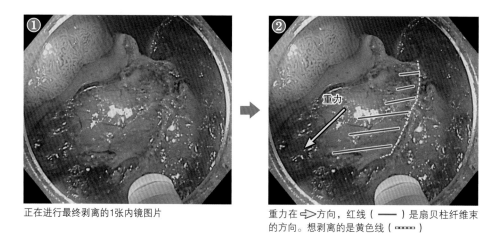

正在进行最终剥离的1张内镜图片

图2 剥离线和重力方向

重力在 ⇨方向，红线（━━）是扇贝柱纤维束的方向。想剥离的是黄色线（┅┅）

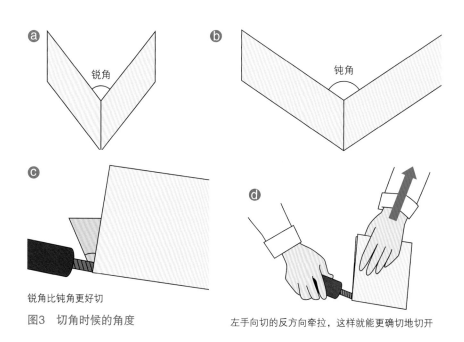

锐角比钝角更好切

图3 切角时候的角度

左手向切的反方向牵拉，这样就能更确切地切开

　　首先要考虑重力，病变向图2②⇨方向下垂，可见重力位于画面的左下方。那么大家会从哪里剥向哪里呢？我们思考一下用刀和尺子切纸的时候（图3）。我们在切折纸的时候，折叠的角度为锐角时更好切，剥离也是一样。如图4所示，如果从左下向右上切开，由于重力发挥和左手一样的作用，需要向左下牵拉。按照扇贝柱理论，肌层和扇贝纤维束（图2的━）形成的角度如果为锐角，能更高效切除。是不是觉得这样切是理所当然的事情呢？但是如果没有人提示是不是没有注意到呢？

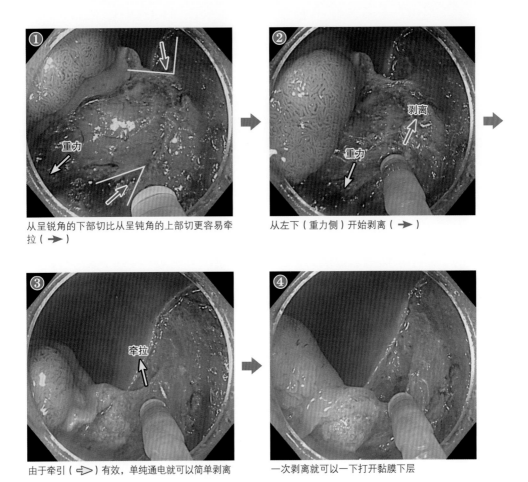

① 从呈锐角的下部切比从呈钝角的上部切更容易牵拉（ ➡ ）

② 从左下（重力侧）开始剥离（ ➡ ）

③ 由于牵引（ ⇨ ）有效，单纯通电就可以简单剥离

④ 一次剥离就可以一下打开黏膜下层

图4 剥离时的牵拉方向和纤维束形成的角度

2 为剥离创造牵拉 movie⑰

　　下面再看一张照片吧（图5）。食管的病变剥离到不需要钻进去的程度，黏膜下层注射液也已经打得很充分，几乎是接近完成的状态。但是，是不是有过在这种情况下完成环周切开后，由于没有了对纤维束的牵引力量，剥离比想象难了很多的经历呢？最后的部分是不是很难剥离？

　　外科手术时可以使用左手，还可以有助手的帮助，很容易给术者牵拉，但是内镜操作并不是这样。只是用一根钳子完成手术，必须用不同的做法完成相同的牵拉。

　　这时候让我们很好地使用透明帽吧，用透明帽压在黏膜上，给黏膜下层一个确切的牵拉（图5③）。

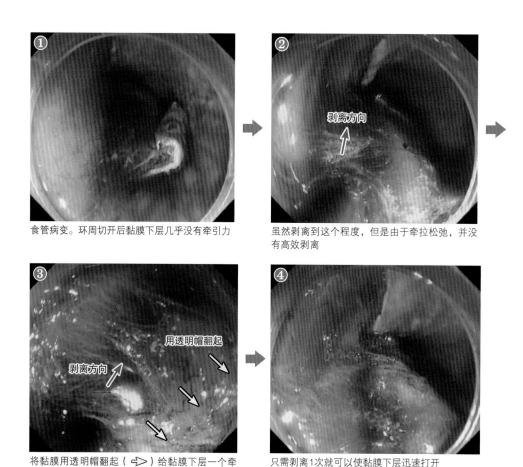

①食管病变。环周切开后黏膜下层几乎没有牵引力

②虽然剥离到这个程度，但是由于牵拉松弛，并没有高效剥离

③将黏膜用透明帽翻起（⇨）给黏膜下层一个牵拉

④只需剥离1次就可以使黏膜下层迅速打开

图5　用透明帽牵拉

如果黏膜下层有充分的牵拉，内镜操作就不需要其他的力量。对于有效牵拉的部分用切开模式（这时候用凝固模式也可以）剥离，即使在钳子侧不用过多的力量也可以很有趣而轻松地完成剥离（图6）。

在这里补充说明透明帽。为了确保视野，在我们中心只用2mm的型号。其前提是能够钻进黏膜下层，但是这样做会稍微增加钻进去的困难程度，如果仍然钻不进去，也可以使用4mm透明帽和前端细口径的帽（ST帽）。

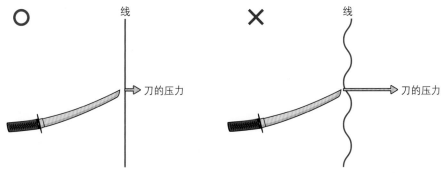

图6 牵拉和压力

如果线被拉紧，刀几乎不需用力量。如果线没有被牵拉，无论刀用多大的力量也不能把线切断。

Dr. 大圃的要点!!

　　不要觉得创造每一个剥离状态是件麻烦的事情。使用前一篇的扇贝柱理论，要时常注意到纤维束方向和重力的方向，体会高效率的切开方向。的确，不用这样的操作也有可能完成ESD，但是如果每一个操作都认真做就可以高效率地推进剥离。

19 【切开·剥离】
剥离的深度和角度

> **不要仅考虑二维的剥离深度，要用三维感知黏膜下层的深部！！**

想做好？！
需要确认的要点

1 眼前的视野看着没有问题，但是退一步看却是危险的剥离?!

2 剥离时要认识长轴方向上"肌层方向和附件前端的方向"。

准确辨识黏膜下层，视野和操作性都稳定，在这时候却不小心损伤了肌层……有过这样痛苦的经验吗？这是有原因的。

1 眼前的视野看着没有问题，但是退一步看却是危险的剥离?! movie❸

二维（眼前）视野看着没有问题，但是在三维（退一步）的视野中有时候却是危险的剥离。

用二维、三维这样的语言来讲可能不会引起重视。让我们用个例子说明一下吧（图1）。本例是胃体下部前壁靠大弯侧的病变在直镜状态下的剥离。经过努力，ESD还算顺利进行到这个状态，可以清楚地看到黏膜及注射液打进去的黏膜下层及肌层。似乎把刀鞘伸到黏膜下层进行剥离就可以了，但是剥离到此就真的没问题了吗？

如果镜头靠近目标就只能看到眼前的视野，因此重要的是要确认刀的角度。如果不把刀用一定的力量压到黏膜下层产生摩擦力视野就会摇晃。因此首先要将刀鞘稳定地压下去，然后将前端向离开肌层的方向移向管腔侧，使前端抬向管腔侧进行剥离就可以了（图1⑨）。

不要用眼前的二维结构去理解，而是要将内镜在三维宽广的视野下进行操作。

2 剥离时要确定长轴方向上"肌层方向和附件前端的方向" movie ㊳

　　当然，肌层不是直线形（图2），肠管也不像水平线一样直，因此有必要时常确认肌层的走行。但是在接近状态下，即使能识别出眼前的肌层和黏膜下层，其远端（前进方向）的肌层是在逐渐靠近还是远离、平行与否等还是搞不清楚的。当不

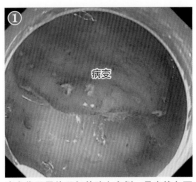

病变位于胃体下部前壁大弯侧，是直镜向下观察的状态

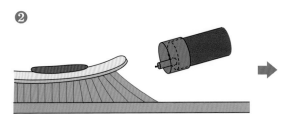

内镜直视病变的位置

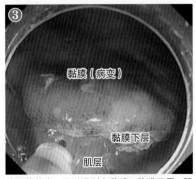

接近的状态，可以识别出黏膜、黏膜下层、肌层

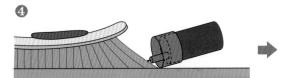

离得近也可以识别黏膜下层，看起来是安全的

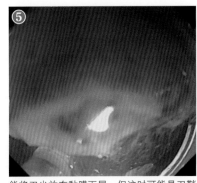

能将刀尖放在黏膜下层，但这时可能是刀鞘的方向朝着肌层

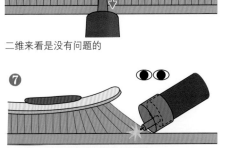

二维来看是没有问题的

但是用三维来看前端是朝向肌层的

图1　俯瞰，将附件的前端离开肌层

（下一页继续）

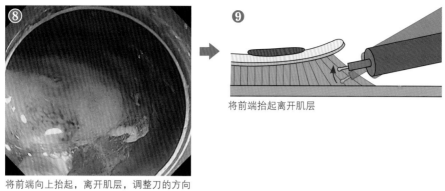

将前端向上抬起，离开肌层，调整刀的方向不朝向肌层并将前端带到黏膜下层

将前端抬起离开肌层

图1　俯瞰，将附件的前端离开肌层（续）

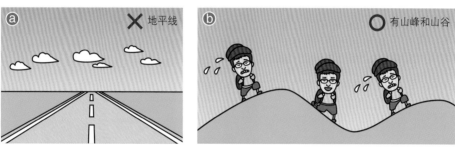

图2　肌层不是直线

　　能掌握肌层的走行时，可以通过远离病变俯瞰全貌，一边感受肌层的走行一边治疗（图3）。

Dr. 大圃的要点 !!

　　不能因为能看到肌层就放心。在接近状态下治疗时，内镜可能过分压到黏膜下层，刀尖会朝向其深部的肌层方向。用三维图像思考，偶尔将钳子伸出较长，使刀尖离开肌层避免风险。

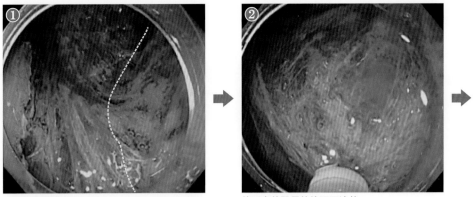

①肌层不是直线

②接近会使肌层的线更不清楚

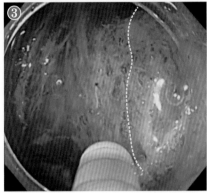

③将钳子伸出更长可以看清前进方向的肌层走行

图3 俯瞰，确认肌层走行

20 【切开·剥离】
肌层直立在眼前

稍微退一下内镜

1 刀和肌层的位置关系很重要。

2 要平行于肌层切开。

有时候为了更好地观察要剥离的纤维，会将内镜强行钻入黏膜下层。在监视器上看起来黏膜下层似乎就在眼前，这样真的就是安全的吗？

在这里让我们学习肌层的切开。

1 刀和肌层的位置关系很重要 movie ㊵

还没有形成充分的空间却试图将内镜钻入黏膜下层，在还没有充分剥离的状态下钻，看起来是把内镜钻到了黏膜下层，其实内镜还是朝向肌层方向，没有钻进去（图1ⓐ）。

在这种状态下，内镜是垂直于肌层的方向，会有穿孔的危险。单纯从内镜图像上来看这似乎是安全的，但是从外边看内镜与肌层的关系，就能明白其危险性，因此在没有完全剥离的状态下不要强行钻入黏膜下层。

如果把黏膜下层剥离到一定程度，如图1ⓑ所示，内镜与肌层呈平行状态，就能够钻到黏膜下层，因此充分剥离后再钻进去是重要的。要记住，在还没有充分剥离的状态下一定不要勉强地钻进去。

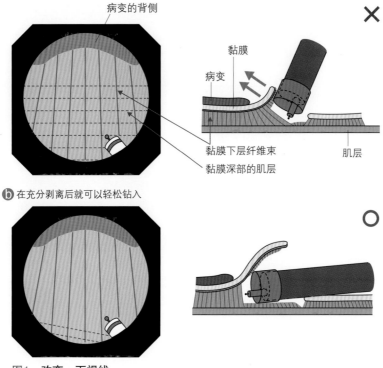

ⓐ 单看内镜画面似乎是钻到了黏膜下层……

病变的背侧

黏膜

病变

黏膜下层纤维束

黏膜深部的肌层

肌层

ⓑ 在充分剥离后就可以轻松钻入

图1 改变一下视线

2 要平行于肌层切开 movie ㊴

那么，在内镜尚未钻入黏膜下层、刚刚开始剥离的阶段如何处理呢？

由于内镜未能钻入，不能在直视下剥离。如图1ⓐ，如果勉强钻入，在局部注射后形成充分隆起的部位尚可以应对，但是有时候在结肠会遇到局部注射不能形成高隆起，我们在这样的时候会将刀鞘插入黏膜下层并抬举刀鞘，使切开部位离开肌层后向左右牵拉剥离。在向左右剥离的时候，为了避免热传导到肌层及黏膜层，要将刀尖平行于肌层。要将这个操作一直持续到内镜能够顺畅地钻入黏膜下层为止（图2）。

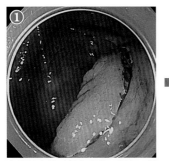

①

盲肠回盲瓣对侧的病变。剥离口侧黏膜下层，内镜尚未钻入黏膜下层

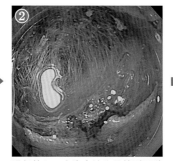

②

强行钻入，也许会认为是钻到了黏膜下层……

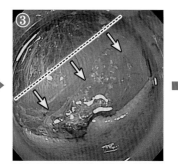

③

其实内镜是垂直朝向肌层。透过局部注射液看到的白色纤维（ --- 下方的 ⇨ 部分）全部是肌层

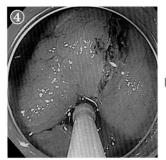

④

稍退出内镜，钳子伸出稍长一些，将刀鞘插入黏膜下层（这个阶段刀头朝向肌层）

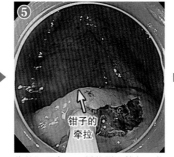

⑤

钳子的牵拉

像从肌层离开一样将钳子抬起，将刀鞘深入黏膜下层

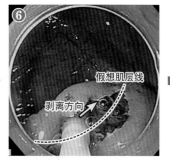

⑥

假想肌层线

剥离方向

要注意在与肌层平行方向剥离（⇨）。如果向上切（管腔侧）就有可能切到黏膜，要与肌层平行切开

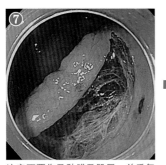

⑦

注意不要伤及黏膜及肌层，并重复这一手法剥离

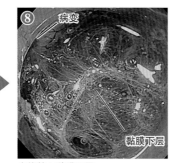

⑧

病变

黏膜下层

内镜钻入黏膜下层

图2　保持距离确保视野 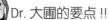movie㉚

Dr. 大圃的要点 !!

　　都想尽早钻进去（想进入好的状态），但在尚未充分剥离的状态下钻进去是不行的。欲速则不达，没有理由因着急而做出危险的行为。要保证距离，保持肌层和内镜平行。

21

【切开・剥离】

为了保持良好的剥离视野① movie

边注气边剥离

想做好?！
需要确认的要点

■ 边注气边剥离。

内镜下的操作没有左手的帮助也没有助手，只有一根钳子。这种状态下如何保持良好的视野呢？让我们用上所有能用的东西吧。

边注气边剥离 movie ⑩

是不是即使钻到了黏膜下层，也不能自由地牵拉黏膜下层的纤维？另外，是不是有时候纤维紧贴镜头，离镜头过近呢？让我们很好地利用注气功能吧（图1）。

当内镜钻到黏膜下层后，就用注气来调节与黏膜下层的距离。图2①可以识别黏膜下层，那么黏膜下层的纤维束是什么状态呢？感觉到纤维束的松弛了吗？注气后的图2②是不是看到纤维束被拉紧（图3）？在这种状态下通电就会使纤维束很容易切断。但是如果向管腔内注气使空气存留，不仅患者感觉疼痛，还可能由于注气造成钳子够不到病变，并容易在乙状结肠和横结肠结襻。因此**在接近需要治疗（剥**

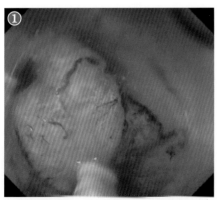

乙状结肠的病变，重力侧在水下，可以通过注气保持视野

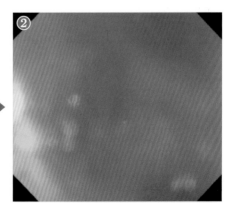

停止注气就会使黏膜及黏膜下层贴近镜头，不能保持视野

图1　通过注气保持与黏膜下层的距离

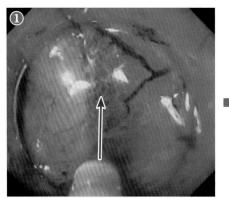 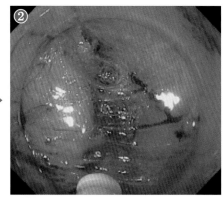

将钳子放到想治疗的部位（➤）

通过注气保持与黏膜下层的距离，黏膜下层的纤维被拉紧

图2　拉紧纤维束进行剥离

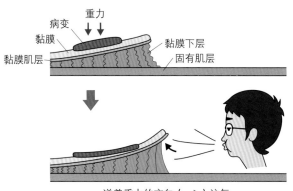

逆着重力的方向（➤）注气

图3　通过注气拉紧纤维

离）部位前要在抽气的状态下进镜，在进行治疗前把注气量调高，结束治疗后要将由于注气潴留在肠腔内的空气吸出。

Dr. 大圃的要点 !!

　　在实际剥离的时候常用持续注气调整与黏膜下层的距离。另外持续注气下剥离能够在保持内镜与黏膜下层距离的同时拉紧纤维，提高剥离效率。

22

【切开·剥离】

为了保持良好的剥离视野②

预测钳子伸出的位置，在伸出部位剥离

想做好?!
需要确认的要点

1️⃣ 预测钳子伸出的位置。

2️⃣ 伸出钳子时不要破坏视野。

3️⃣ 利用体外的摩擦/如何保持视野

大家能否在脑海中想象出附件前端是从内镜图像的哪个方向伸出来的吗？当然，如果事先将附件（钳子）伸出后能刚好到待治疗的部位最好，但是有时候会出现不能在想伸出的部位伸出去的情况。

1 预测钳子伸出的位置 movie❶

比如这里有一个想切开的纤维，你知道把这个纤维放到视野的哪个地方会更好吗？是不是有人觉得放到视野中央好呢？很遗憾这不是正确答案。让我们想象一下钳子是从内镜画面的哪里、哪个方向出来吧。不同的内镜有所不同，但是至少是从画面的下方出来的。我们使用的奥林巴斯内镜GIF-Q260J是从7点方向、PCF-Q260J是从6点方向出来的，GIF-2TQ260M是7点略偏向8点的方向，不同的内镜出来的方向略有不同，但是至少要了解自己常用内镜的钳道方向。

2 伸出钳子时不要破坏视野 movie❶

为什么不清楚出钳子的方向不行呢？在ESD时，如果想一边伸出器械（钳子和注射针）一边寻找视野，有的时候会被附件挡住，不能形成好的视野。这时候可以

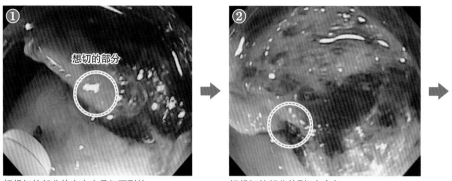

① 想切的部分

把想切的部分放在中央是切不到的

②

把想切的部分放到7点方向

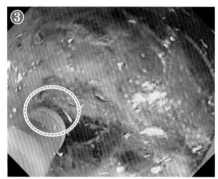

③

图1　想切的部分和钳子的伸出

将钳子放到想切的位置

　　将附件退回到钳道取得好的视野后（黏膜下层被很好地牵拉），再把附件从钳道伸出。但是附件伸出去后，附件的前端没有正好在待切部位时，必须要通过移动内镜将两者放在一起，这样的移动有可能破坏用内镜（透明帽）创造的黏膜下层的牵拉状态，就不可能很好地切开了。

　　在黏膜下层充分张开的状态下，轻微通电就可以快速切开纤维。因此，在黏膜下层被很好地牵拉、张开的状态下伸出附件，就是要对目标黏膜下层进行定向切开，**如果钳子很准确地到达想切开的部位，就可以在黏膜下层被充分牵拉开的状态下高效率切开**。这虽然是小事情，但小技巧带来大功效（图1、图2）。

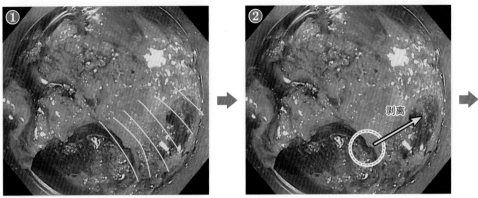

思考一下从哪里切呢? 要从黏膜下层的纤维走行
方向来考虑

将刀放在◌上,想向▭▷方向剥离

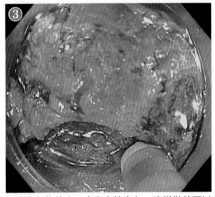

把这个部位放在刀尖出来的方向,这样做就可以
保证视野,在牵拉开黏膜下层的基础上切开

图2 不破坏视野,伸出附件

3 利用体外的摩擦/如何保持视野

在 2 中介绍了伸出附件时如何保持视野,好不容易调整好的视野由于伸出附件
而被破坏就鸡飞蛋打了。通常是用右手送出钳子,这就需要右手离开内镜,但是在
有些时候右手是不能离开内镜的,那么可以用左手的食指和中指控制钳子的出入,
要练习用左手控制钳子出入+保持内镜(参考**第1章**)。在这里额外介绍一下用在体
外产生的摩擦力固定内镜的方法。在松开右手内镜会脱出时,如果有停止脱出的力
量就好了,可以用检查台、术者腹部压着露在体外的内镜,产生的摩擦力会阻止内
镜脱出(图3)。

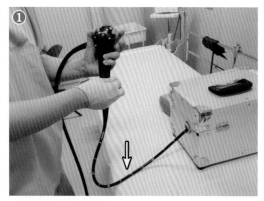

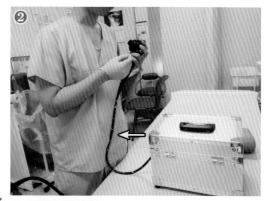

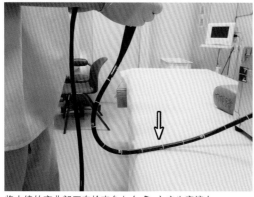

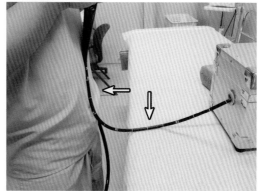

将内镜的弯曲部压在检查台上（➡）产生摩擦力

用检查台和术者腹部顶住内镜固定（➡）

图3 利用体外的摩擦稳定内镜

Dr. 大圃的要点 !!

　　正确掌握武器（内镜和附件）的知识非常重要。要通晓每个内镜伸出的附件在视野的方向，做到钳子伸出去就能准确对上待切部位。

23 【并发症及其他】
不能取得与病变间的最佳距离

吸气？变换体位？更换内镜？

想做好？！
需要确认的要点

〈在难以控制与病变的良好距离时〉

1 先从能做的事情开始，试试吸气。

2 试着稍微变换一下体位。

3 更换内镜。

在ESD的过程中保持与病变的最佳距离是重要的。由于食管腔狭长，控制与病变之间的距离不难，但是在胃，病变位于胃角~胃体下部小弯、胃体前壁、胃底等位置时有时很难接近。先练习不用其他器械的接近方法，再不行就要借助其他辅助器具。

1 先从能做的事情开始，试试吸气 movie⑫

先用吸气的方法调整。在注意力非常集中的时候会忘记调整空气量（图1）。需要注意的是要确保视野清晰。

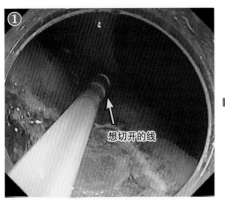

似乎不好接近想切开的线，胃内空气量太多

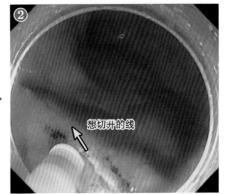

先试试吸气，钳子调整到想切开部位

图1 吸出空气使内镜接近病变

　　如果这样做还不行，可以尝试变换一下体位。可以采用右侧卧位，但是在食管和胃，右侧卧位会使内镜的操作性变差，难以进行ESD所需要的微细动作，所以我们几乎不用，稍微朝向仰卧或完全仰卧位会使视野发生很大的变化，值得去尝试（图2）。结肠的ESD变换体位很容易，不要犹豫，可以积极尝试。

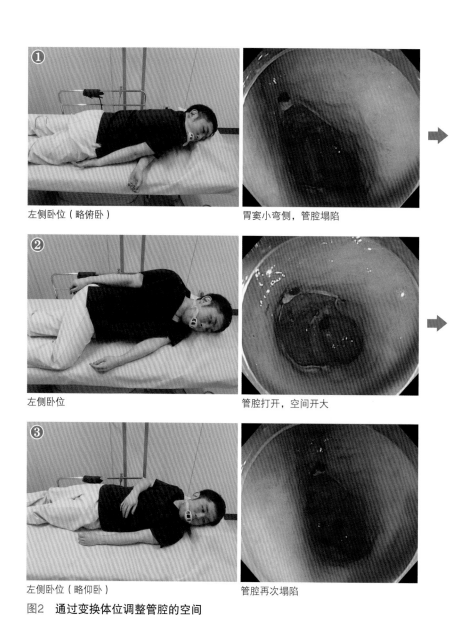

① 左侧卧位（略俯卧）　　　　　　胃窦小弯侧，管腔塌陷

② 左侧卧位　　　　　　　　　　　管腔打开，空间开大

③ 左侧卧位（略仰卧）　　　　　　管腔再次塌陷

图2　通过变换体位调整管腔的空间

3 更换内镜

有时候更换内镜的硬度及粗细可以接近病变。双钳道多角度内镜（奥林巴斯株式会社， GIF-2TQ260M：以下简称M内镜）（M内镜有2个弯曲部，在一般的弯曲上加上第2弯曲，增加上下的弯曲，图3、图4）虽然不是所有的内镜中心都有，但是在有些场合的使用它也是一个选择。下面介绍一个M内镜有效的具体病例（图5）。胃角小弯侧病变，已经标记好，内镜不能接近病变。吸气、将内镜最大限度推进等方

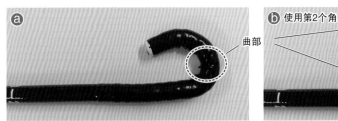
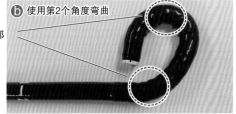

图3 GIF-2TQ260M（M内镜）

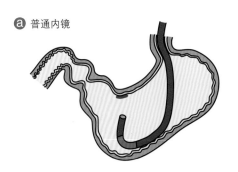

用一个弯曲的常规内镜难以接近胃角的病变

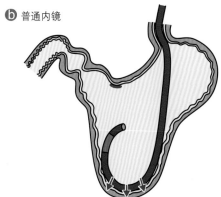

将内镜全部插入使胃拉伸，仍不能接近病变

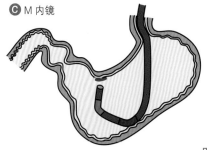

利用两个弯曲部接近病变

图4 M内镜插入的情况

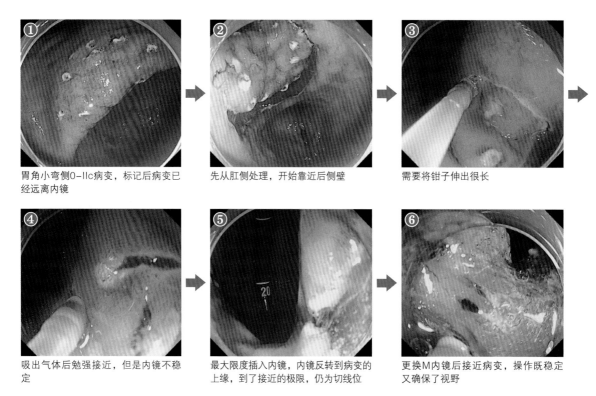

①胃角小弯侧0-IIc病变，标记后病变已经远离内镜

②先从肛侧处理，开始靠近后侧壁

③需要将钳子伸出很长

④吸出气体后勉强接近，但是内镜不稳定

⑤最大限度插入内镜，内镜反转到病变的上缘，到了接近的极限，仍为切线位

⑥更换M内镜后接近病变，操作既稳定又确保了视野

图5　M内镜的操作

法始终不能很好地接近病变，更换成M内镜后，最大限度利用两个弯曲部后接近了病变，并且在平行于肌层的角度维持良好的视野。

对于即使这样做仍然难以接近的病变，在有些医院使用带牵引线的钛夹牵引，这也是一个有效的选择，但是我们中心没有使用经验，因此在本书中不做介绍。

Dr. 大圃的要点‼

　　掌握各种解决方法也是武器之一。初学者也好，熟练者也好，都能很快做得一样好。掌握更多的武器会使操作游刃有余。

24

【并发症及其他】

如何与呼吸很好地配合？ movie

呼吸是朋友

想做好？！
需要确认的要点

1 增加内镜与黏膜的接触面。

2 观察呼吸的运动。

3 用刀尖顶住。

4 右手操作内镜迎合呼吸运动。

5 用右手以外的部位固定内镜。

ESD难度的增加主要是由于呼吸运动和消化道的蠕动。要是治疗目标不动就好了，可是无论是内镜还是病变一直都在动，当你因为不能很好地配合病变的运动造成操作不能顺利进行而把镜子交给指导医生后，是不是感觉到病变好像一下子就停止运动了呢？当然是错觉，其实就是指导医生使病变看起来像停止了运动。

1 增加内镜与黏膜的接触面

食管由于管腔狭小不合适操作，在结肠和胃，通过反转操作和将内镜压向黏膜可以减轻呼吸造成的影响。内镜反转操作在我们中心使用频率并不是很大，但是反转操作使内镜与肠管壁的轴平行，可提高安全性（图1）。

2 观察呼吸的运动 movie ⑫

我想经常会出现好不容易对准了操作的部位，刚想踩脚踏板（凝固、止血、注水等），却由于呼吸运动使病变的位置发生了变化（图2）。每次呼吸基本上是吸和呼按照一定的频率进行（除了睡眠呼吸暂停综合征的患者），因此病变也会按照一定的节奏移动。如果一味追赶呼吸运动会很被动，如果几次都出现相同的失败，要暂时停止操作并观察病人的呼吸模式。一般病变都是重复远离和接近的动作，**因此要预测病变由远离到接近的位置，将内镜放在这个位置等着，当病变接近后瞄准病**

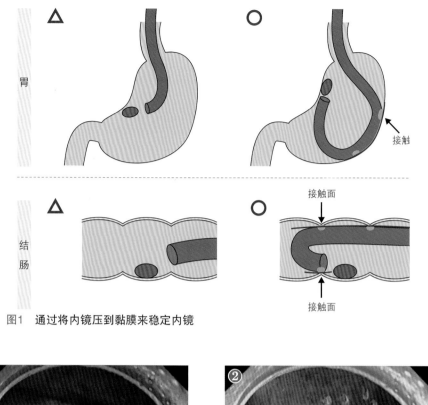

图1　通过将内镜压到黏膜来稳定内镜

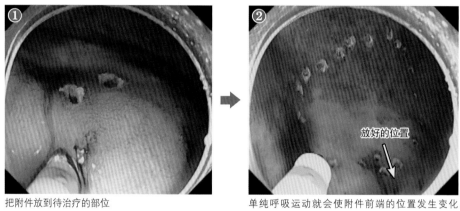

① 把附件放到待治疗的部位

② 单纯呼吸运动就会使附件前端的位置发生变化（没有移动内镜）

图2　呼吸运动造成的位置变化

变踩脚踏板。也就是要分析呼吸造成的运动幅度并在那个位置等候。

配合吸气操作有很多好处。一般吸气∶呼气时间=2∶1，因此在吸气时操作有更多的时间。另外呼气后回到吸气的动作之间有静止时间，在这个静止时间进行操作也是好的选择。内镜注气量较多时更容易受呼吸的影响，因此调整空气量也是一个方法。当然，在这个有限的时间内不能把附件和内镜放置到需要的位置也是不行的。

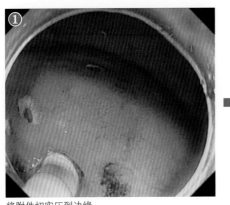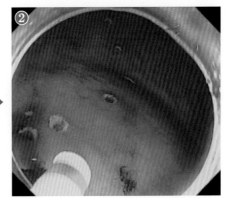

将附件切实压到边缘

图3 用摩擦力保持附件的位置

即使因呼吸使病变变远离内镜，由于刀尖处于伸出的状态，刀尖产生的摩擦可以保持病变处于原来的位置不变

3 用刀尖顶住

当无论如何也不能配合上呼吸的节奏时，可以尝试用刀或者附件的前端顶住黏膜。刀尖没有伸出外鞘时由于摩擦力小难以顶住，可以尝试将刀尖伸出顶住待治疗的部位（图3）。这样就会使外鞘不容易离开，缩短配合呼吸运动将附件放到病变部位的时间。

4 右手操作内镜迎合呼吸运动

在内镜稳定的部位常用右手进行附件的伸出和收回，当右手去操控附件造成内镜不稳定时，不得不将右手离开附件而来把持内镜。事先设置好钳子的伸出长度，用右手把持内镜配合呼吸来操作也是有效的（图4），这样的做法常常可以进行稳定、有效的操作。

5 用右手以外的部位固定内镜

参照 ▶ 第2章-22

无论如何都要把右手离开内镜时，可以用术者腹部压着内镜等方法在体外寻找内镜的固定点（参照**第2章-22**），也可以利用呼吸运动保持内镜。

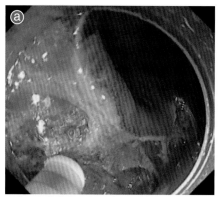

胃体下部的病变，由于呼吸运动很难使附件的位置稳定

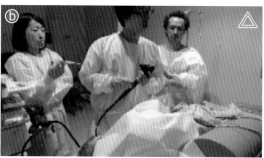

用右手持钳是常规做法，但是这种做法不利于配合呼吸运动（△）

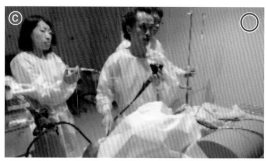

在受呼吸影响大的部位，推荐伸出一定长度的钳子后，右手把持内镜（○）

图4　用右手把持内镜配合呼吸

　　像这样，"对手"的运动不会自动停止，要综合采用各种技术来控制运动。住院医的ESD看起来在为保持良好的视野而做各种努力，但是其实本人做的动作并不很多，指导医生的ESD看起来视野是稳定的，但是操作者的动作比想象的要更多，只是没有让人感觉到而已。

Dr. 大圃的要点 !!

　　我认为形成了良好的视野ESD就成功了80%。为了很好地配合呼吸，要综合使用各种小技巧。希望通过各种技巧使操作更简单，用最短距离、最小的动作尽快完成治疗。但是，说起来容易做起来难。

25

【并发症·其他】

最大限度地利用内镜操作轴 movie

真够不到那里吗？没必要只在一个操作轴上决定胜负

想做好？！
需要确认的要点

1 内镜轴旋转180°。

2 内镜轴旋转90°。

第1章介绍的ESD必要的4个操作中包括旋转内镜。看见病变却够不到时，不一定局限在一个内镜轴向决定胜负，要结合"敌人"（病变）的位置适当调整内镜轴。

1 内镜轴旋转180°　movie⑮

有时候刀会直接对着肌层，有时候难以钻入黏膜下层。在这样的情况下**要下决心尝试改变一下内镜操作轴。**

ESD时基本的视野是将病变放到6点方向治疗，如果改变内镜轴将病变放到12点方向，这样钳道就偏向一侧（下方），就可以用钳子向远离肌层的方向安全地切除（图1、图2）。

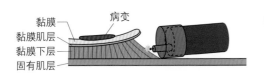

黏膜
黏膜肌层
黏膜下层
固有肌层
病变

刀尖朝向肌层

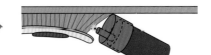

将内镜旋转180°

刀尖朝向管腔侧（与肌层反方向）很安全

图1　内镜轴旋转180°

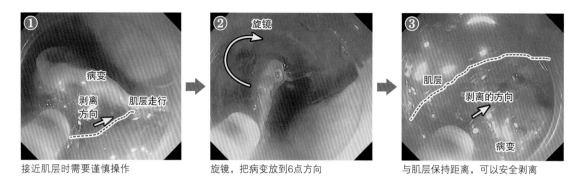

①	② 旋镜	③
病变 剥离 方向　　肌层走行		肌层 剥离的方向 病变
接近肌层时需要谨慎操作	旋镜，把病变放到6点方向	与肌层保持距离，可以安全剥离

图2　内镜轴在食管旋转180°

　　另外要注意剥离的深度不要过浅，有时候需要通过向下打镜角，用附件把病变压下去，将黏膜下层的纤维拉起来剥离（图3）。

2　内镜轴旋转90°

参照 ▶ 第2章–18　movie ㉛

　　大圃流重视左手的动作，用左手调整左右钮是秘诀。上下钮的操作仍然是最轻松、最习惯的。另外调整内镜左右扭并不是使内镜横向（正左正右）移动，内镜轴的偏离需要用左右钮进行微调。当**右手的内镜操作和体外内镜襻等的调整出现困难时，将切开（剥离）线放到12—6点的方向也是一个选择**（图4）。用透明帽将黏膜拨向两侧，拉起黏膜下层的纤维束（参考**第2章–18**）的方法不仅可以进行剥离，还可以保持与肌层的距离，达到安全剥离的目的。

Dr. 大圃的要点 !!

　　钳子偏向画面的一侧时，利用这个位置关系，用附件将病变压下去（牵拉黏膜下层的纤维束），可以取得高效的剥离。调整内镜轴，创造良好的视野有时候可以戏剧性地使剥离顺利进展。

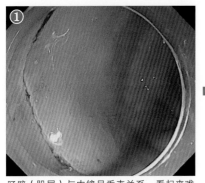

肠壁（肌层）与内镜呈垂直关系，看起来难以剥离

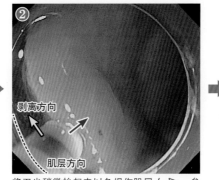

剥离方向

肌层方向

将刀尖稍微抬起来以免损伤肌层（⇨，参照第2章-11）

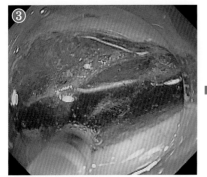

旋转内镜将黏膜侧朝向6点方向

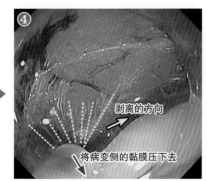

剥离的方向

将病变侧的黏膜压下去

再向下打钮创造空间。可以看到黏膜下层的纤维束被牵拉，一下就打开了（┅┅：参照第2章-18）

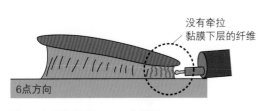

没有牵拉黏膜下层的纤维

6点方向

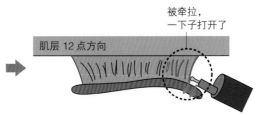

被牵拉，一下子打开了

肌层12点方向

图3 在结肠旋转180° 内镜轴

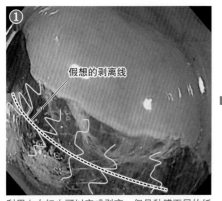

假想的剥离线

利用左右钮也可以完成剥离，但是黏膜下层的纤维束没有被牵拉（——），虽然不是不能切……

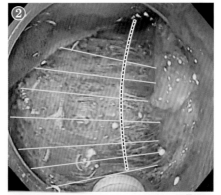

旋转内镜将剥离线放到12—6点方向。可见透明帽将黏膜下层的纤维牵拉开（——：参照第2章-18）

图4 将切开线放到12—6点方向

26

【并发症及其他】

出血点的判断 movie

不要无效注水，灵活利用镜头的注水功能

想做好？！
需要确认的要点

■ 使用镜头的注水功能（也是注气功能）。

不出血是最好的，但有时候会出现没有预想到的出血。当在看不到血管的阶段切开时会有一定概率的出血。出血后大家一定都想尽快止血，但是不清楚哪里出血就不能止血。

使用镜头的注水功能（也是注气功能） movie

我想大家有过在止血中花费不少时间、内镜视野不佳、血终于止了却把组织烧焦（碳化）而难以进一步剥离的经历。

发生了出血，大家可能都想尽早止血（灭火）吧。最早需要做的事情是明确出血点。因此第一步就是在稳定的视野下用水清洗来确定出血部位。清洗的方法包括用注射器清洗和用带注水功能的内镜水泵清洗。

在大出血时这些是必需的，但是用注射器冲洗时要把钳子退出来，用水泵会出现水量多及水压高，反倒看不清楚，用最少的水量判断出血点是最佳的（图1）。

大家还记得内镜有给镜头注水的功能吗？我们**在少量出血的情况下利用镜头注水功能来寻找出血部位**（图2）。如果单用注水功能看不到出血点，也可以合用注气功能。通过持续注气可以看到明确的出血点，并用钳子直接止血。

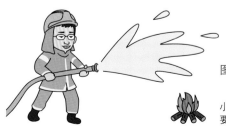

图1 这种程度的火灾（出血）需要这样的水量灭火吗？

小的火势不需要大量的水。灭火关键不在火焰的尖，水要浇在火的根部才能灭火。小的出血也是一样的道理

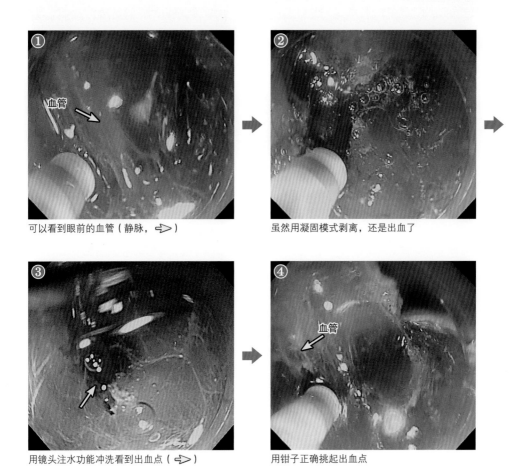

可以看到眼前的血管（静脉，⇨）

虽然用凝固模式剥离，还是出血了

用镜头注水功能冲洗看到出血点（⇨）

用钳子正确挑起出血点

图2　用镜头的注水功能冲洗发现出血点

　　使用过具有注水功能附件的医生告诉我，利用这些附件止血效果也是很好的，我们没有使用过。这种附件可以发现出血点，而且使用一个附件就可以非常简便地完成止血。当然在出血量多、用这种方法不能发现出血点时，要立即更换到用注射器或水泵冲洗的方法。

Dr. 大圃的要点 !!

　　没有必要把血全部清洗掉，看到出血点及血流的起点就可以了。经常看到有的医生一直踩着水泵脚踏板进行没必要的冲洗，这样就需要再花费时间把注入的水吸出来。大多数情况下寻找出血点不需要很多水量。我大部分是用镜头的注水功能来止血，很少用水泵冲洗止血。

27

【并发症及其他】

与纤维化的战斗

如何确定正确的切除线?

想做好?！
需要确认的要点

1 确定切除线。

2 有意识地切开。

3 处理三角形岛。

　　术前没有预测到的纤维化当然会有，但是对于事先预测到的纤维化如果不处理就不能取得手术的成功。让我们为了很好地跨越ESD的纤维化这个壁垒，学习如何做好术前准备吧。

1 确定切除线

　　在处理纤维化的部位时，根据假想肌层的走行来决定剥离线很重要，为此，清晰的视野是必需的，还要事先处理好不必要的出血等（平时这些也都要做好，不是什么特别的事情）。

　　如果不是范围非常广的纤维化，剥离纤维化的两侧就会看到肌层的走行，以这个线作为标志将剥离两端连起来就可以了（图1）。剥离纤维化区域的病变两侧需要一定的空间，因此，对于在术前预测到有纤维化的病变标记时要标记得比平时更广（设定更大的切除范围）。两侧的剥离线不清楚就不能判断肌层的走行，因此不要面临困难后才去想办法，事先考虑到困难部位并做好预处理很重要。

2 有意识地切开

movie⑮

　　无论如何都看不到肌层时，由于惧怕穿孔而身心退缩的结果多是切浅了，切进病变会造成病理评价困难，不能发挥通过ESD完整切除病变的最大优点。

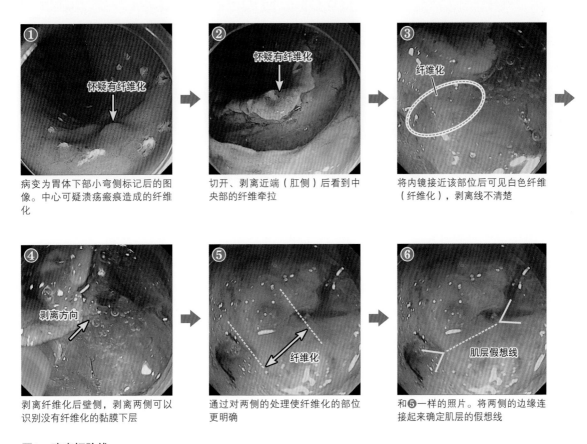

① 病变为胃体下部小弯侧标记后的图像。中心可疑溃疡瘢痕造成的纤维化

② 切开、剥离近端（肛侧）后看到中央部的纤维牵拉

③ 将内镜接近该部位后可见白色纤维（纤维化），剥离线不清楚

④ 剥离纤维化后壁侧，剥离两侧可以识别没有纤维化的黏膜下层

⑤ 通过对两侧的处理使纤维化的部位更明确

⑥ 和⑤一样的照片。将两侧的边缘连接起来确定肌层的假想线

图1　确定切除线

　　另外由于纤维化部分自身比较硬，很多时候刀被弹开导致剥离变浅，因此**要点是应切得略深一些（尽量向下剥离）**（图2）。

　　越是硬的纤维化部位越要更明确剥离层（容易识别剥离部位两端的边缘），因此，除非有明确的血管，一般都用切开模式剥离。由于切开线是假想的，因此判断错误的可能性也是有的，所以每次要进行短距离的切开，一边确认没有问题一边推进剥离，这点是非常重要的。确认有没有问题时，稍微远离剥离部位俯瞰剥离状况也是非常重要的。

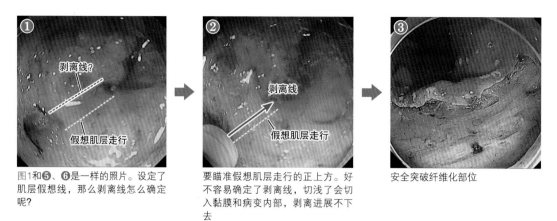

图1和❺、❻是一样的照片。设定了肌层假想线，那么剥离线怎么确定呢？

要瞄准假想肌层走行的正上方。好不容易确定了剥离线，切浅了会切入黏膜和病变内部，剥离进展不下去

安全突破纤维化部位

图2　切得略深一些进行剥离

3　处理三角形岛　　　　movie⑯

那么，纤维化范围广的病变如何处理呢？纤维化范围不大的情况如❶、❷所述，确定肌层的假想线，但纤维化范围大时会难以确定假想线，这种情况下不能用线而只能用点来捕捉肌层，要寻找纤维凸起（三角形岛）。

不找线而寻找角（点）来剥离是比较安全的。剥离凸起（三角形岛）后会出现新的凸起，这是非常精细的操作，重复这些操作就会使纤维化区域的剥离一步步推进（图3）。

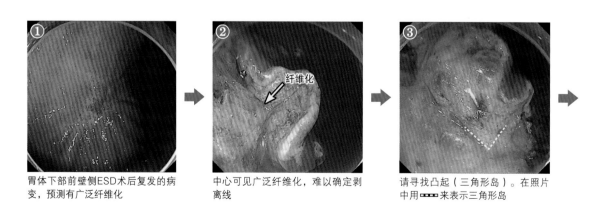

胃体下部前壁侧ESD术后复发的病变，预测有广泛纤维化

中心可见广泛纤维化，难以确定剥离线

请寻找凸起（三角形岛）。在照片中用▰▰▰来表示三角形岛

图3　逐个处理三角形岛

（下一页继续）

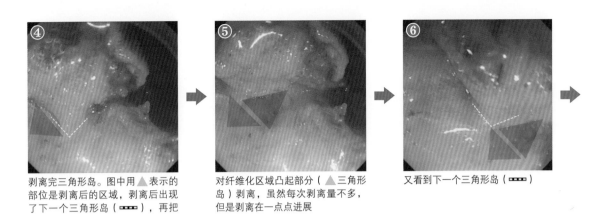

剥离完三角形岛。图中用 ▲ 表示的部位是剥离后的区域，剥离后出现了下一个三角形岛（▰▰▰），再把这个三角形岛剥离开

对纤维化区域凸起部分（▲ 三角形岛）剥离，虽然每次剥离量不多，但是剥离在一点点进展

又看到下一个三角形岛（▰▰▰）

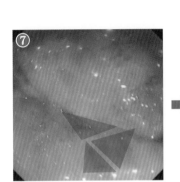

剥离了3次三角形岛（▲）就看到进展了很多

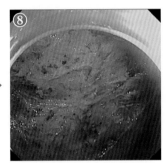

ESD后的剥离面，肌层没有大的损伤，安全完整切除

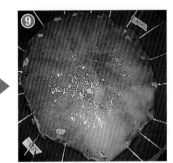

切除标本，没有切到黏膜及病变

图3 逐个处理三角形岛（续）

Dr. 大圃的要点 !!

　　首先确定切开线，切开时明确切开线非常重要。切开线的确定要谨慎，但是经常看见有些医生确定切开线后变得犹豫不决，剥离始终不能顺利进展。如果犹豫不决能够降低穿孔发生率，那么犹豫也是可以的。如果无论考虑多久能切的部位只有这里，那么不要犹豫，就谨慎、大胆地切下去吧。

28

【附赠】
还想学更多的大圉流技术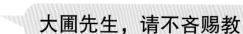

大圉先生，请不吝赐教

想做好？！
需要确认的要点

1 在食管的特殊内镜操作。

2 将Dual knife的前端当作全周Hook knife。

3 要保持内镜位置相对不变（发射台）。

至此我们一起学习了各种状态下的内镜技术、思考方法，那么还有一些技术没有包括进来，下边再多介绍一些内容，这些技术也是非常有用的。

1 在食管的特殊内镜操作 movie 47

举个例子，在开车时想向右边走就要把方向盘向右转（图1），内镜操作也如此。但是在食管这种完全是直筒的特殊管腔环境下，也完全一样吗（图2）？

大家来想一想在维持钳子与管腔平行的状态下去移动内镜的场景吧。想切开左侧时，应该是向上打镜角向左旋镜子，但是在管腔内操作时并不完全那样，有时候需要做出完全相反的操作，向左切开时需要向右旋镜子。向右切开的时候也是同

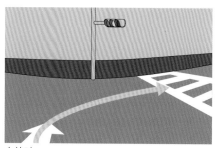

右转时……

图1 方向盘的操作

右转时方向盘向右转

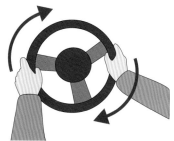

一定将方向盘向右转

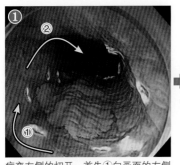

病变左侧的切开：首先①向画面的左侧，
然后②向画面的右侧切开

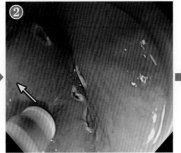

先行左侧的切开（⇨）

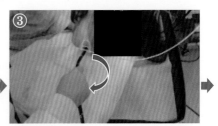

向左侧切开＝向右旋：
右旋（⤸）切开。并不是左旋镜子

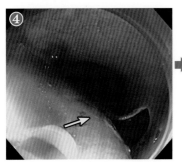

下面是向右切开（⇨）

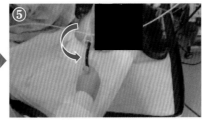

向右切开＝左旋：
用左旋（⤸）切开，不是把镜子向右旋

图2　在管腔内的特殊操作

样的，不是向上打镜角向右旋，而是向左旋。可能读着文字不好理解，看图2和视频 movie⑰ 也许会理解得更快。如果这样还不能理解，可以在内镜检查时左右旋内镜，看看将钳子平行于管壁移动时手的操作和内镜的移动就会留下印象的。

2　将Dual knife的前端当作全周Hook Knife

参照 ▶ 第3章-8， movie⑱

这是当需要定点切开处理妨碍黏膜下层展开的纤维束以及肌层在正面但不得不剥离时（参照**第3章-8**）使用的技术。

在切开切缘时，基本操作是从内向外（从肌层向管腔的方向）切安全，但是这样总是会有边缘没被切开而残留的纤维，结局就是总也打不开局面，这时候就需要从外向内剥离。但是如果从外侧向内侧剥离，刀移向内侧时有可能损伤肌层。这种情况下，我们尝试最大限度地利用Dual knife前端的凸起。用凸起的部分从边缘的外

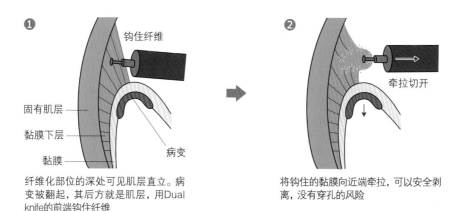

❶

钩住纤维

固有肌层

黏膜下层

黏膜

病变

纤维化部位的深处可见肌层直立。病变被翻起，其后方就是肌层，用Dual knife的前端钩住纤维

❷

牵拉切开

将钩住的黏膜向近端牵拉，可以安全剥离，没有穿孔的风险

图3　全方位的钩刀1

将Dual knife的前端当作Hook knife使用

侧钩住边缘纤维，像使用Hook knife一样将刀向近端牵拉切开纤维（图3①、②），这样就可以在确实离开肌层的方向安全地切开边缘。

与Hook knife相比钩住的纤维量不多，但是没有必要调整方向。我们的这种使用方法是用Dual knife代替Hook knife，不需要使用新的Hook knife。

这是当肌层在正面的时候（附件与肌层垂直）必须使用的技术。如图4，熟练后可以在比较表浅的层次横向滑动附件把牵拉的纤维切掉。但是从安全的角度来讲，如图3用刀前端的凸起钩住突出的黏膜下层的纤维牵引切除是最安全的。

这是只有定点切开时使用的技术，将"牵拉黏膜下层的纤维"切开后，剥离面经常会戏剧性地展开（图4）。

3　要保持内镜位置相对不变（发射台）

movie⑲

想稳定视野的时候当然不希望移动内镜，我们要研究让视野稳定的方法。静止状态下（不移动内镜）的剥离是不会有进展的，一定要前后左右处置。但是内镜做大的旋转会使当前视野下的内镜轴发生偏离，前后移动内镜后必须要重新调整视野。在这种情况下固定内镜（图5、图6），通过伸缩钳子做前后操作，通过调整镜角做左右（上下）操作就可以使内镜轴不变，在保持视野没有大变化的前提下完成操作。由于是在内镜固定状态下伸缩钳子，我们称之为发射台（图5～图7）。

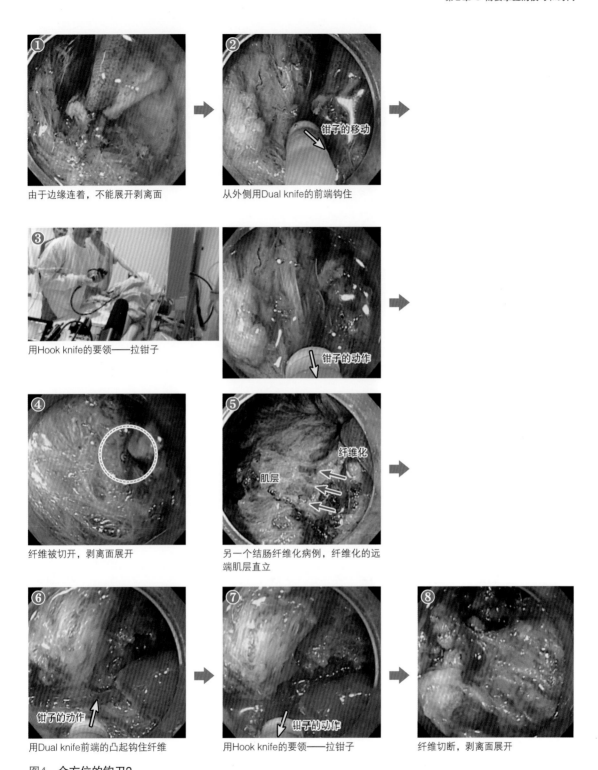

① 由于边缘连着，不能展开剥离面

② 从外侧用Dual knife的前端钩住　钳子的移动

③ 用Hook knife的要领——拉钳子

钳子的动作

④ 纤维被切开，剥离面展开

⑤ 另一个结肠纤维化病例，纤维化的远端肌层直立　纤维化　肌层

⑥ 用Dual knife前端的凸起钩住纤维　钳子的动作

⑦ 用Hook knife的要领——拉钳子　钳子的动作

⑧ 纤维切断，剥离面展开

图4　全方位的钩刀2

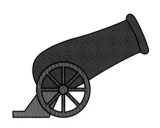

图5　发射台

像发射台一样固定内镜

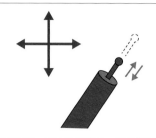

固定内镜。通过进出钳子、调整角度→
内镜轴不偏离

旋转镜子会造成内镜轴偏离

图6　固定轴

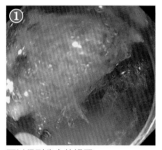

可以得到稳定的视野

图7　通过进出钳子和调整镜角剥离

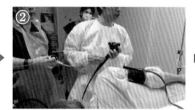

固定内镜，通过钳子的进出、镜角的操
作调整

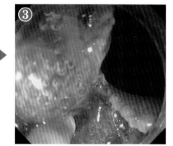

保持视野不变继续剥离

Dr. 大圃的要点 !!

　　由于Dual knife前端有凸起，具有很强的钩住纤维能力。要经常留意黏膜下层的纤维束，想办法切开纤维。为了更安全地切开纤维，有时候会钩住纤维通过刀的前后移动切开，有时候要钩住纤维一边拉紧刀一边横向切开。灵活运用这些操作方法就可以安全、有效地完成剥离。

29

【附赠】
自我培训 movie

没有努力就没有成功

想做好?！
需要确认的要点

〈只要有内镜就可以练习〉

1 顺时针·逆时针（左手上下左右钮的操作练习）。

2 转5（协调运动的练习）。

　　谁都会面临第一个患者，正因为如此，不能在患者身上练习。对于患者来讲，无论是住院医还是指导医生都应该是一样的医生。

　　我们在积极地进行手把手培训（Hands on Training），但这不是在任何医院都能轻易做到的，因此，本篇给大家介绍一下作者港医生利用闲暇时间进行的自我培训。只要有内镜就可以练习，因此在内镜检查的空闲就可以做到。我绝不是一个灵巧的人，但是我的座右铭是尽量用更长的时间拿着内镜练习，如果大家觉得可以就尝试一下。

1 顺时针·逆时针（左手上下左右钮的操作练习） movie㉚

　　这是练习单用左手操作上下左右钮的方法。将内镜前端比作指针，从12点开始顺时针转1周，逆时针转1周（图1）。这个过程中用右手固定内镜，整个动作完全靠镜角的操作完成。这样就可以练习上下、左右钮的协调运动，还可以知道自己不擅长哪个角度的协调运动。

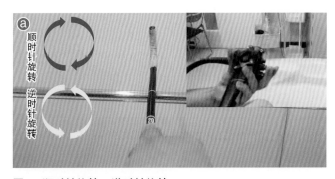

图1　顺时针旋转·逆时针旋转

（下一页继续）

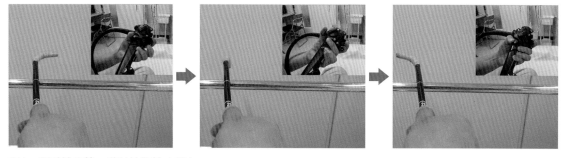

图1　顺时针旋转·逆时针旋转（续）

右手固定内镜，单用左手操作镜角，使内镜前端画从12点→3点→9点→12点（→9点→6点→3点→12点）的圆形

2　转5（协调运动的练习）

movie⑤

　　这是本文作者港医生在住院医时学的内镜和镜角协调运动的练习法，当时是刚刚开始胃镜检查，几乎每晚都在练习。

　　如图2，先准备一张九格纸贴在墙上，用右手持镜右旋半周后再左旋半周（图2），同时通过调节左右钮使"5"保持在画面中心不偏离，这是和ESD中维持管腔在画面中央的特有操作相关的动作练习，有兴趣的人可以尝试一下，出乎意料地难。

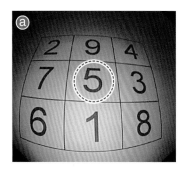

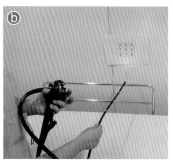

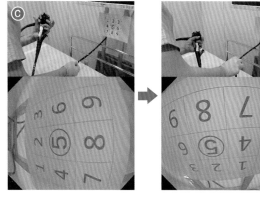

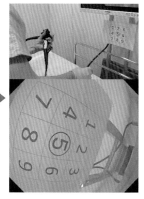

图2　转5

movie⑤

这回是用右手将内镜右旋（左旋），用左手调整镜角使"5"保持在内镜画面的中央

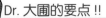 Dr. 大圃的要点 !!

　　听说过棒球少年抱着手套、足球少年抱着足球睡觉的事情。我过去并不知道像本篇介绍的这种培训方法，不管是时代背景不同还是所属医院条件的差别，我曾经也有过不分昼夜一直是和内镜分不开的生活，在毕业第5～10年每年完成上、下消化道内镜检查1000例以上。虽然还没有达到抱着内镜睡觉的程度，但是接触内镜久了内镜就会与身体相磨合好……我认为从技术层面来讲勤加练习也是非常重要的。

Case

1

【食管】
食管下段0-IIb movie

果然有效，C形切开

病例

　　71岁男性，食管下段后壁（4点方向）20mm的
0-Ⅱb病变。

〈治疗方针〉

　　这个病变位于后壁，病变的左侧（左侧壁）为重
力方向，也容易存水。要做C形切开，尽量减少存水
的影响。

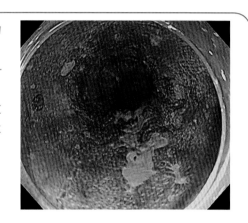

Hands On 开始！

STEP 1 标记→局部注射

参照 ▶ 第2章-2

　　首先要标记，有时候标记会随着时间的延长变得不清楚，且为避免碰伤病变要
尽量从病变的口侧按顺序标记（图1）。在伸出注射针后尽量不要移动内镜。将内

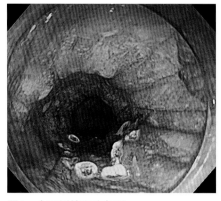

图1　由口侧按顺序标记

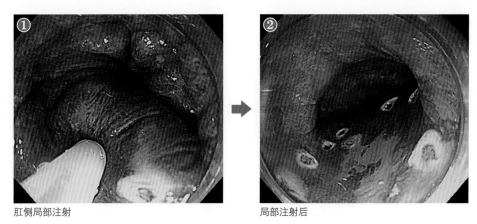

肛侧局部注射　　　　　　　　　　　　局部注射后

图2　局部注射时将待切的部分注射成隆起的顶点

镜移到穿刺点后再出针，注意尽量不要损伤周围的黏膜。先将穿刺针呈锐角对着黏膜，慢慢把针扎进去，要注意不要使劲扎（图2）。

待切的部分在标记的肛侧，因此注射时不要使标记部位成为隆起的顶点，而是要使标记的肛侧成为隆起的顶点，将需要切开部位的隆起打好。

STEP 2　设置终点

参照 ▶ 第2章-6

先将钳子压到局部注射形成的隆起，在隆起被压扁时踩切开脚踏板。这时候并不是要在黏膜切开的同时向侧方切开，**要在感受到Dual knife的头端进入黏膜下层后才向侧方移动**。不是在一开始就向侧方切开，而是要先确认黏膜肌层是否被完全切开。刀牵拉黏膜过度会使黏膜打褶而切不开，因此要采用恰当的牵拉力量切。当黏膜肌层确实被切开时，切开线会呈张嘴样打开。如果终点没有设置好，在黏膜下层剥离的最后会弄不清楚哪里是终点，因此要注意事先设置好终点。在这里我们要告诉初学者容易掉下去的陷阱。

是否切到了黏膜肌层？

movie❷

住院医：现在切好了终点，下面追加黏膜切开。给我注射针！

指导医：稍等，黏膜肌层确实切开了吗？

住院医：我认为切开了，还不行吗？（图3ⓐ、ⓒ）

指导医：切开后要确认黏膜肌层被切断，确实切开了会变成张嘴样（图3ⓑ）。现在还能看到黏膜肌层的白色纤维，说明黏膜肌层还在。用描画一样的切法切开。再切一次吧。

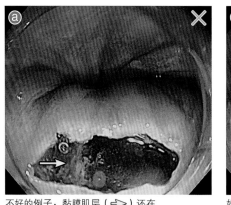

不好的例子：黏膜肌层（⇨）还在

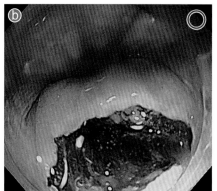

好的例子：看起来像张嘴一样

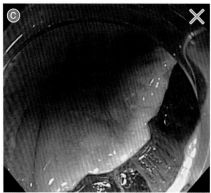

不好的例子：另外一个剥离，黏膜肌层残留，这种切开是不行的

图3　切开时不要留下黏膜肌层

STEP 3　C形切开

　　设置好终点后，从病变的左侧就像在黏膜上画C形一样切开黏膜。一般是在左侧卧位操作，因此左侧壁成为重力的方向而存水和血液（图4、图5）。由于没切开病变的右侧，因此黏膜肌层的收缩使病变被牵拉向重力反方向，这样可以防止病变被水淹没。要将C形切开侧的黏膜下层充分剥离开（图6）。

　　黏膜切开有时可能会切浅，因此在切开时要用刀压在形成明确隆起的部位，压的力大小是把隆起压下去的程度，脚踏板要踩到刀头确实进入黏膜下层。因为要切向偏左侧，因此要一边顺时针旋转内镜一边切。要调整旋转内镜产生的牵拉力量，使刀头部分的黏膜不起褶。这里重要的是确认确实已经把黏膜肌层切开。

　　另外要确实把C形的口侧切开，在口侧形成U形黏膜瓣（图7）。如果不能形成黏膜瓣就不能钻到黏膜下层。将左侧剥离好后，病变就会由于重力抬起来。

　　在下一个Pitfall（技巧）中我们确认一下C形切开时的注意点。

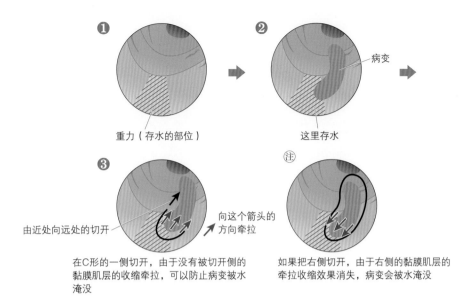

图4 被水淹没部位病变的C形切开

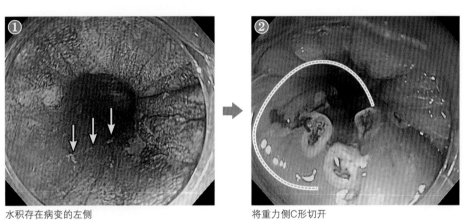

水积存在病变的左侧

图5 预防病变被水淹没的切开

将重力侧C形切开

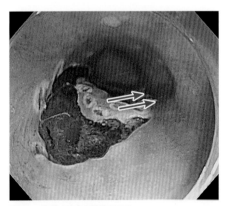

图6 充分剥离黏膜下层

充分剥离病变左侧（重力侧），病变靠向右侧
（➡）

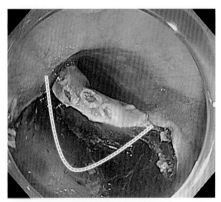

图7 制作U形黏膜瓣

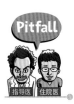

是否切成C形?

住院医：老师，切成了C形而且剥离也结束了（图8）。可以开始环周切开吗？

指导医：这是切成C形了吗？切成这样还没有形成很好的黏膜瓣，我认为还不能从近端钻到黏膜下层。

住院医：是视力检查表中"C"的形状吗？

指导医：那是有些夸张，但是口侧一定要切好（给初学者讲明白很难啊……）。好吧，视力检查表的C形也可以，不管怎样，要确实做好黏膜瓣（图9）。要做成近端（口侧）的U形（图9、图10）。

肛侧（远端）

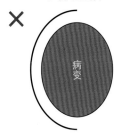

口侧（近端）

口侧（近端）切成这样不能叫C形，尤其是口侧不能折过去

所谓的C形，应该是要确实折过去。这样口侧才可以形成黏膜瓣并钻入黏膜下层

图8　正确的C形切开

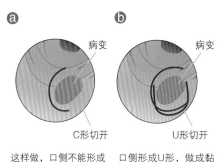

ⓐ　病变　C形切开

ⓑ　病变　U形切开

这样做，口侧不能形成充分的黏膜瓣

口侧形成U形，做成黏膜瓣

图9　C形切开和U形切开

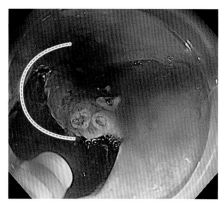

图10　C形切开

口侧一定要确实切开

STEP 4 环周切开

做好黏膜瓣后切开右侧留下的黏膜（图11）。由于左侧黏膜已经被剥离（图12），黏膜肌层收缩形成的向左侧的牵拉没有了。当没有牵拉的时候用前端型刀切开会出乎意料地变难，因此对于初学者来讲用IT-nano从肛侧向口侧拉着切开更简单。本例想用前端型刀切下去，但是由于黏膜没有牵拉力，最终采用从肛侧拉着切开的方式。

STEP 5 剥离

参照 ▶ 第2章-18

看着似乎能钻进去了，但是强行钻会造成刀的前端直接垂直于肌层。因此要注意，在不能钻进去的时候，不要强行往下钻。

当钻到一定程度后就是用透明帽展开、观察纤维被牵拉的部位。要认清黏膜下层纤维的方向，边缘确实钩住纤维后在其垂直方向剥离（图13、图14）。由于损伤食管肌层会带来严重的并发症，因此不要像在胃和结肠里那样瞄准肌层的正上方剥离，而是要在略浅的层剥离，这样就会在不损伤肌层的前提下安全而完整地切除（图15、图16）。

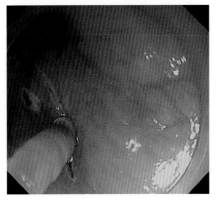

图11 切开病变右侧残留的黏膜
纵行切开病变的右侧

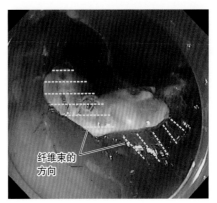

图12 环周切开后
重力侧（左侧）被充分剥离

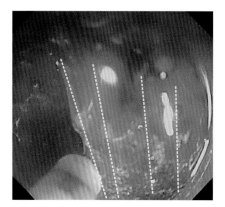

图13 钩住边缘

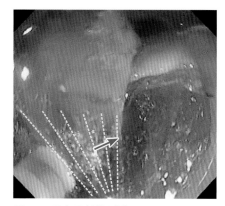

图14 垂直于纤维剥离

➡：剥离方向

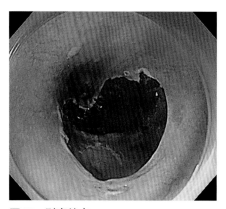

图15 剥离结束

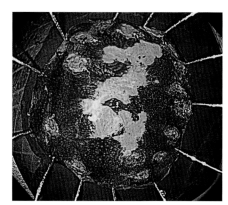

图16 切除标本

Dr. 大圃的特别建议

　　对于食管病变的肛侧预先做充分的切开会使剥离的终点变得容易识别。如果肛侧的切开不充分就有可能剥离到病变远端还继续剥离，需要注意！！！

　　这个病例C形切开是有效的，所谓的C形一定要确实切成C形，尤其是对口侧的C形切开是重要的，这样做可以明显降低钻入黏膜下层的难度。

　　在食管做切开时，原则上要对重力侧（存水的部位）的病变进行左侧C形切开。这个病变的左侧是容易存水的部位，因此C形切开显得尤其有效。

Case

2

【食管】

食管中部0-IIb movie

前端型刀？IT-nano？哪个更有效？

病例

74岁男性，病变位于食管中部左侧壁方向（7点方向）。

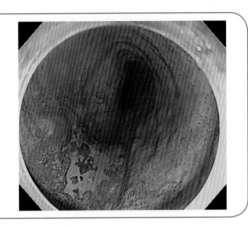

〈治疗方针〉

这个病变位于左侧壁，为重力方向，是病变易被水淹没的方向，不容易钻入黏膜下层。在这个部位使用前端具有绝缘头的IT-nano可以做更安全的剥离。

Hands On 开始！

STEP 1 标记

参照 ▶ 第2章-1

为了防止内镜擦伤病变造成范围不清，先从病变的口侧进行粗略的标记，然后在标记和标记之间再标密一些（图1），这样做的优点是即使发生了出血也可以循着这些标记进行环周标记。另外食管的碘染色会随着时间的推移变淡，有时候病变范围会变得不清楚，因此尤其推荐初学者用这种方法标记。由于食管是狭小的管腔，ESD有可能造成狭窄，虽然对于小的病变不会造成问题，但是还是不要进行无谓的扩大范围的标记。

STEP 2 局部注射→制作终点

参照 ▶ 第2章-3, 6

在食管，首先要在远端（肛侧）制作终点。如果在开始的时候没有做好终点，那么在剥离的最后会搞不清楚终点。由于食管是狭小的管腔，几乎没有操作空间，黏膜也很薄，因此注射针没有必要使劲穿刺，要小心地穿刺。

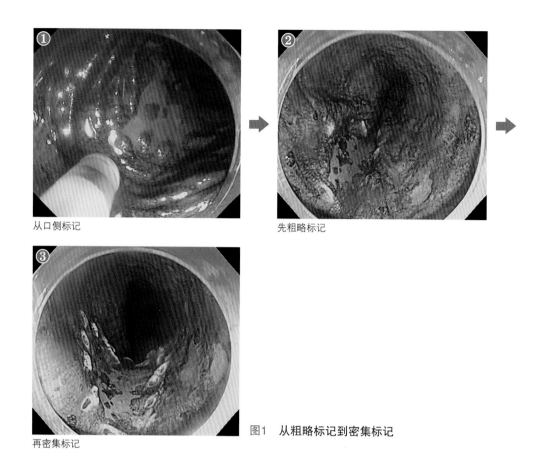

从口侧标记

先粗略标记

再密集标记

图1　从粗略标记到密集标记

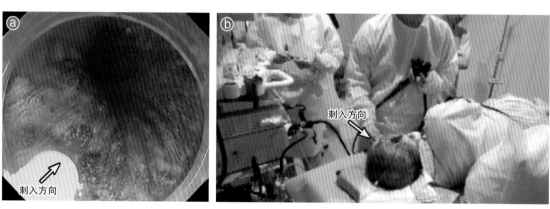

图2　移动内镜进行穿刺

用内镜穿刺，在右手把持内镜的状态下也能穿刺。

　　食管是蠕动非常多的脏器，常常难以进行精细的调整。为了在良好的视野下操作，不要用右手直接去操作穿刺针，而是用右手把持着内镜穿刺以便配合食管蠕动（图2）。由于食管黏膜薄，用这种方法就可以让注射针充分进入黏膜下层。只要局部注射液很好地进入黏膜下层，就会在黏膜下层形成液体空间，这时候可以用右手

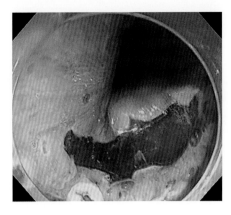

图3　剥离的终点
确实切到黏膜肌层，切开面就像张嘴一样打开

微调注射针（图2）。在**第3章–1**中也讲过，如果切实将黏膜肌层切开，切开线就会变成圆形，像张开嘴一样（图3）打开，这就是很明确的终点。在制作终点的过程中基本上是向侧方（左→右，右→左）切开。在狭小的空间下的内镜操作会有些特殊性，在这里一起学一下在管腔内内镜的旋转操作吧。

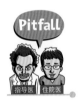

向右切是右旋吗?

指导医：开始黏膜切开，先牵拉好黏膜，然后向右切开吧（图4）。

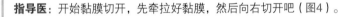

① 切向右侧

想向右侧切的时候内镜该如何旋转呢?

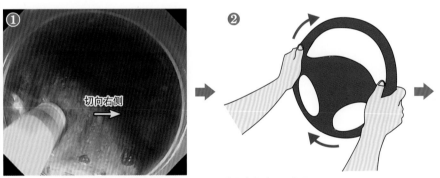

❷ 方向盘向右还是向左?

③ 切向右侧

内镜旋向左侧（逆时针）

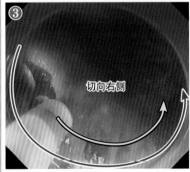

图4　向右侧切时内镜旋向左侧

> **住院医**：明白了。牵拉好黏膜后向右侧旋就对了吧?
>
> **指导医**：（怒）。还没有弄清楚管腔内内镜的运动吗? 想向右切要旋向左侧（逆时针）。
>
> 看看图4③，内镜左旋（ �nearrow ），钳子会沿着食管壁（ ⇨ ）向右侧移动。
>
> **住院医**：嗯? 是吗? 原来还真不知道。
>
> **指导医**：（怒、怒）。向左切要右旋（顺时针），就像在食管壁上滑动钳子一样。

C形切开

这个病变是在重力侧容易被水淹没的部位，即使做C形切开也不能把病变从重力侧移开，那么对于这样的病变做环周切开还是C形切开，还是反C形切开? 如何做呢?（图5）

我们做C形切开的意义在于将重力侧剥离（①），把另一侧（重力对侧）留下来，保持黏膜的牵拉（②）。

另外上消化道内镜（我们使用的是奥林巴斯株式会社的GIFQ260J）的活检通道位于7点方向，做C形切开比反C形切开更容易旋转（③）（图6）。因此，希望留下

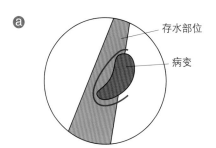

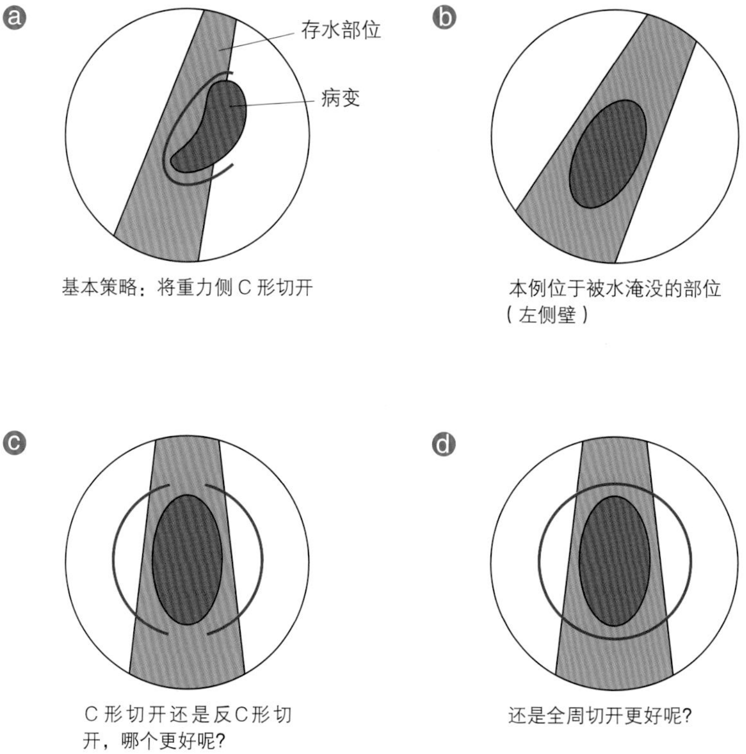

基本策略：将重力侧 C 形切开

本例位于被水淹没的部位
（左侧壁）

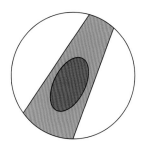

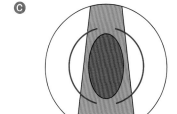

C 形切开还是反 C 形切
开，哪个更好呢?

还是全周切开更好呢?

图5 病变位于存水部位的切开方法

来的黏膜不是重力侧，根据②、③的理由尝试进行C形切开。本例也是着重考虑到可操作性而做了C形切开。如图7用透明帽将黏膜压向画面右侧，在良好的视野下牵拉黏膜下层，因为钳子从7点方向伸出，能够在清楚识别黏膜下层纤维的状态下

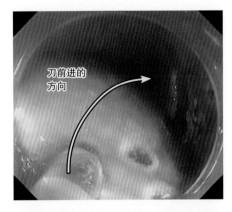

图6 使内镜操作更容易的C形切开
可以一边看着标记一边切开。

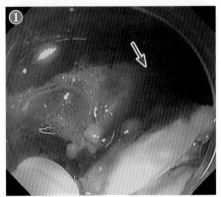

右侧黏膜松弛（ ➜ ），黏膜下层也没有被牵拉

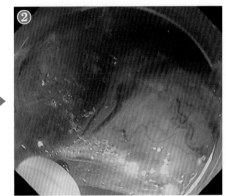

用透明帽压着右侧黏膜，黏膜下层被牵拉，这样操作的结果使从7点方向伸出附件的动作（从右向左的移动，也就是从内到外的移动）更容易

图7 用透明帽压着黏膜创造视野

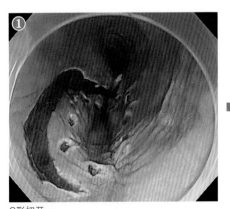

C形切开

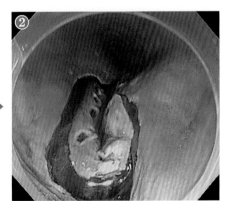

口侧（近端）切成U形

图8 C形切开后切成U形黏膜瓣

切开。当然如果没有切出黏膜瓣就不能钻到黏膜下层，因此要将口侧切成U形（图8）。

STEP 4　钻入黏膜下层

参照 ▶ 第2章-14

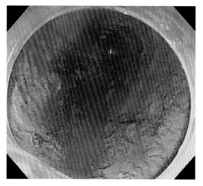

图9　做成U形黏膜瓣却被水淹没
治疗前的照片，病变完全被水淹没。

做成U形黏膜瓣后就要钻入黏膜下层了。但是由于这个病变位于存水侧，不能期待利用重力的效果（图9）。当然使用Dual knife也可以钻进去，我们尝试使用IT-nano。

了解IT-nano的特性吗？

movie▶

指导医： 看起来钻进去有些难度呢！试试IT-nano（图10）。

住院医： 还没怎么用过……因为食管壁薄，有些担心啊。

指导医： 那是误解了。要把IT-nano看作前端带有绝缘头的前端型附件。要对上食管壁的走行，将带有绝缘体的刀横着滑动是安全的（图11）。

住院医： 是这样啊，做做看。

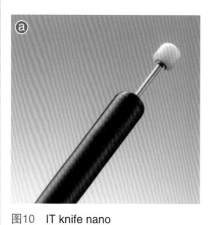

ⓐ

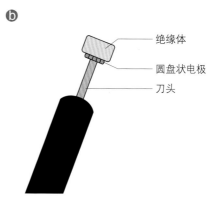

ⓑ

绝缘体
圆盘状电极
刀头

图10　IT knife nano
（照片提供：奥林巴斯株式会社）

指导医：虽然刀向侧方滑动是安全的，但是在前后方向移动时由于力量朝向肌层，容易损伤肌层，需要注意。在使用IT-nano剥离时要使用凝固电流，将黏膜下层的纤维确实牵拉后切就会使剥离迅速推进。

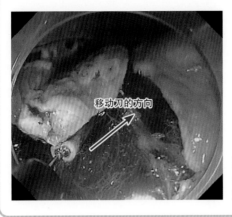

图11　向侧方滑动IT-nano是安全的
由于绝缘体有一定的宽度，因此圆盘状电极、长形刀都是离开肌层的方向

当然会存在妨碍钻进去的纤维，钻不进黏膜下还看不到那个纤维，这时候可以用钳子翻起来看看，确认妨碍钻进去的纤维方向后拉起来把它切断。钻进黏膜下后观察就可以发现下一个需要剥离的纤维（图12）。

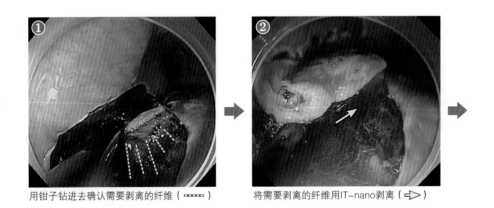

用钳子钻进去确认需要剥离的纤维（▭▭▭▭）

将需要剥离的纤维用IT-nano剥离（▭▷）

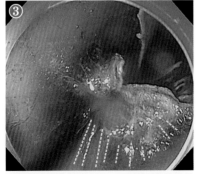

再把钳子钻进去确认下一个需要剥离的纤维（▭▭▭▭）

图12　用钳子钻进去确认需要剥离的纤维

STEP 5 环周切开

充分C形切开做成黏膜瓣后，将右侧方向残留的黏膜切开。左侧黏膜（尤其是口侧边缘）被剥离后没有了向左侧黏膜的牵拉力，因此使用Dual knife从口侧推着剥离会变得很难。改用IT-nano从肛侧向口侧牵拉可以确切地牵住黏膜，使切开变得容易。如果将刀伸入过深有可能损伤肌层，因此在切的时候要用一定的向上的拉力，在刀不过度立起来的状态下更安全一些（图13）。

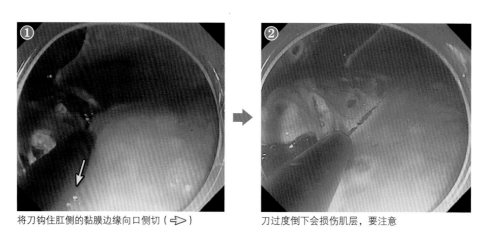

将刀钩住肛侧的黏膜边缘向口侧切（ ⇨ ）

刀过度倒下会损伤肌层，要注意

图13　用IT-nano切开残留的黏膜

STEP 6 剥离

参照 ▶ 第2章-28， movie❸

要切时钩住切开边缘，按照纤维方向剥离。由于IT-nano有前端的圆盘，更容易钩到边缘。确实钩住边缘并牵拉后边旋转内镜边用凝固电流剥离。这也是在管腔内的旋转剥离，在由左向右的剥离时要左旋（逆时针）内镜。术者的身体会记住这些操作，但是在刚开始的时候要有意识地做旋转的动作（图14）。

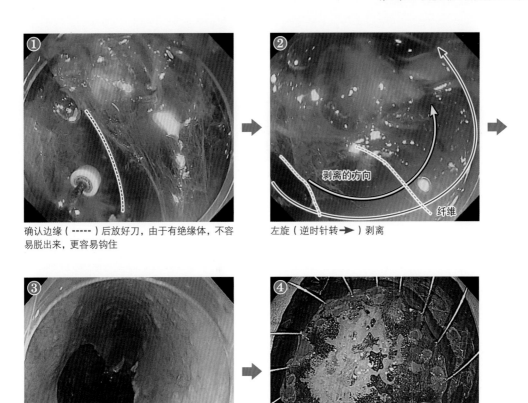

确认边缘（-----）后放好刀，由于有绝缘体，不容易脱出来，更容易钩住

左旋（逆时针转➡）剥离

剥离结束

切除的标本

图14　通过旋转内镜剥离

Dr. 大圃的特别建议

　　要考虑成本的话当然用一根附件完成治疗是好的，但是因此出现穿孔等并发症就得不偿失了。在掌握一定程度的技能之前不要勉强为好（当然成为熟练者以后也是如此）。充分理解了 IT-nano 的使用方法，治疗速度也会加快。IT-nano 是不易损伤肌层的安全的附件。我们不仅要用身体去操作、治疗，还要用头脑理解各种器械的特性。

Case

3

【胃】

胃角小弯0-IIc movie

啊？内镜不能接近病变，还有纤维化……

病例

70岁男性，胃窦小弯伴有溃疡的25mm大小的0-IIc病变。

⋯⋯⋯⋯⋯⋯⋯⋯⋯⋯⋯⋯⋯⋯⋯⋯⋯⋯

〈治疗方针〉

随着检查时间的延长，内镜不能靠近胃角小弯侧使操作变得困难。因病变伴有溃疡瘢痕，必须要接近病变处理。吸出空气等努力也是有效的，但是由于这些操作的作用有限，有时候需要毫不犹豫地更换内镜。

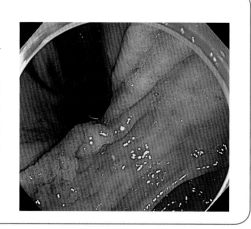

Hands On 开始！

STEP 1 标记

参照 ▶ 第2章-1, 23

预测本病例存在纤维化，如果就在病变的边缘标记有可能在钻到黏膜下层后很快就遇到纤维化使突破纤维化很困难，所以在打算钻入黏膜下层的病变肛侧标记时要留有余地。

在做标记的时候接近病变已经很困难，为了将钳子确实贴近黏膜标记，不得不将钳子伸出较长，但是有时候会由于呼吸和蠕动的影响，无论如何附件的前端都会偏离。在这样的时候要用吸引（抽气）将内镜靠近黏膜侧标记（图1），并不仅仅是伸出钳子这一种选择。

STEP 2 局部注射

参照 ▶ 第2章-4

下面就是局部注射。刚开始注射时是注射液没有溢出、注射液进入黏膜下层最容易的阶段。不要丢掉这个最好的机会，要充分地注射。

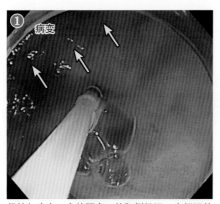

保持与病变一定的距离，从肛侧标记。在标记的
阶段已经不易接近病变

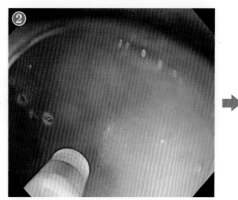

通过尽量吸出胃内的空气，而不是过度伸出钳子
接近黏膜

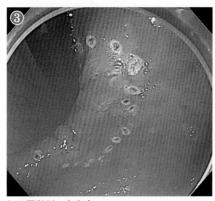

标记要做到一定密度

图1　通过吸气接近黏膜做标记

　　首先确认最开始的局部注射液确实进入黏膜下层后，稍微吸出空气，使黏膜下层的纤维化松弛后再注射（边吸气边注射），这样就会形成高的隆起。局部注射液充分进入到黏膜下层后在黏膜下层会形成空间。为了避免注射针脱出，要将注射针更深地扎进去。在注射过程中一边注意防止黏膜裂开，一边将针抬起来创造黏膜下层的空间，这样能获得更高的隆起（图2）。

　　一旦黏膜下层形成了隆起，下一个注射要在第一个黏膜下层隆起的根部继续注射，这样就会更确实地追加注射到黏膜下层。如果再向胃内推进内镜，胃会被内镜沿胃的长轴压扁扭曲，胃角小弯正中就会成为山谷样凹陷，在那里注射也不容易抬举，注射液进入到周围会使小弯侧的凹陷更深。因此，对于胃角小弯侧的病变开始要向小弯中央注射，不要在其周围注射，以免中心形成扭曲凹陷。推荐先切开该部位（小弯中央），注射范围为切开一刀的程度（图3）。

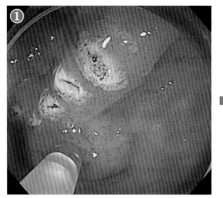

从肛侧开始局部注射

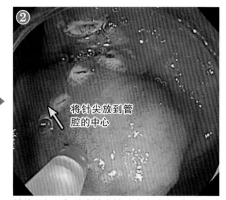

将针尖放到管腔的中心

持续吸气，把针尖放在管腔中心（⇨），在黏膜下层打出空间

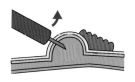

局部注射液确实进入黏膜下层后吸气，将针尖带到管腔的中心

图2　调整针尖，有效利用黏膜下层的空间

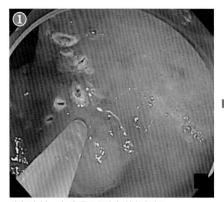

追加注射，在黏膜下层隆起的根部打

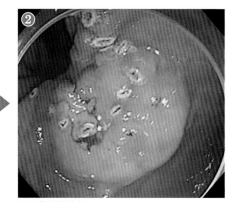

可以获得高隆起

图3　追加注射

STEP 3　黏膜切开、修整

参照 ▶ 第2章–23

　　胃角小弯侧的病变不好接近，因此要边很好地吸气边接近后再做黏膜切开（图4）。想做成供钻进去的黏膜瓣，所以要设计切成U形（图5）。

　　但是在本例中钳子无论如何看起来都会垂直于肌层。即使是通过吸出气体、略拔出内镜尝试接近病变，但附件依然垂直于肌层，即使将内镜最大限度推进也不能接近病变（图6）。经过努力做到修整切缘这一步似乎是可以完成的，但是这种状态是难以钻入黏膜下层的。

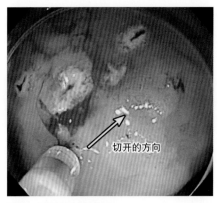

图4　黏膜切开的起点

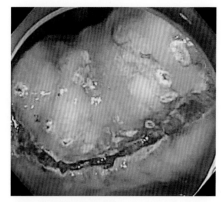

图5　肛侧的U形切开

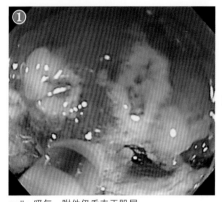

pull + 吸气，附件仍垂直于肌层

图6　钻入困难

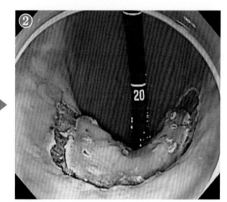

push操作也不能接近

推进内镜也不行，拉出内镜也不行，追求成功也很重要

movie 54

住院医：想钻进去，但是肌层朝向附件，反过来推进内镜也不能够到⋯⋯

指导医：通过吸气和体位变换有可能在一定程度上得到处理，但是下面该如何做呢？

住院医：挺为难的。

指导医：不要嫌麻烦，赶紧换M内镜吧。

住院医：能够接近了，做到与肌层平行了（图7）。

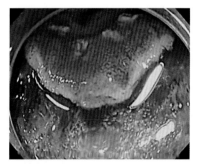

图7　更换内镜接近病变
使用M内镜，可以接近病变并平行于肌层

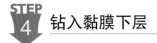

STEP 4 钻入黏膜下层

参照 ▶ 第2章–15, 20

虽然平行于肌层，但是看起来还是没有钻入的空间。

为了很好地钻入黏膜下层，在这里用透明帽将近端的黏膜撑开压下就能看见纤维被拉开，可以伸出钳子切断纤维（图8，参照**第2章–15–图1**）。现在就能将钳子伸到黏膜下层，在正确的深度剥离。

另外在切开（剥离）过程中，如果没有很好地牵拉想切开的黏膜下层是不能切到关键纤维的。这时，将钳子平行于肌层伸入到黏膜下层是安全的，但是由于还是在盲切的阶段，为了防止针尖朝向肌层，要将钳子放好后稍微提向黏膜侧。在这个部位的操作还是慎重为好。

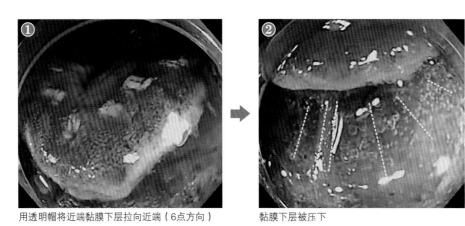

用透明帽将近端黏膜下层拉向近端（6点方向）　　黏膜下层被压下

图8　创造能用透明帽钻入黏膜下层的状态

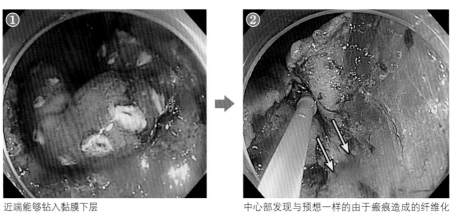

近端能够钻入黏膜下层　　中心部发现与预想一样的由于瘢痕造成的纤维化（⇨）

图9　伸入钳子发现纤维化

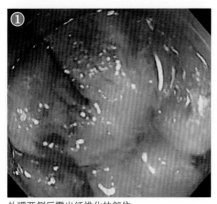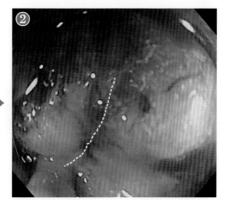

① 处理两侧后露出纤维化的部位　② 预判肌层的走行（━━━），在其正上方剥离

图10　按照预判的肌层走行剥离

STEP 5　突破纤维化

参照 ▶ 第2章-27

　　钻入黏膜下层后，看到在治疗前就预测到的中心部纤维化（图9）。在伴有纤维化的部位要边预计肌层的走行边剥离。当然不是胡乱预测，要将纤维化的两侧剥离后预判肌层的走行，像把纤维切裂开那样剥离（图10）。

不要惧怕纤维化，要充满自信地推进

movie 54

住院医：好，预判肌层的走行，现在开始剥离。

指导医：不要太往上（黏膜侧）跑，要向下（肌层）切开纤维似地剥离，不那样就有可能切到病变里面去。

住院医：但是，这样做我害怕穿孔！

指导医：好不容易做到这里，一旦切入黏膜，剥离就不能推进，病理的评估也会很难。要把纤维化两侧处理好，然后确实看好肌层的走行线（图11）。一旦确定了肌层的走行，要慎重地、果断地（像男子汉一样）向前。

住院医：Yes, sir！！！（图12）

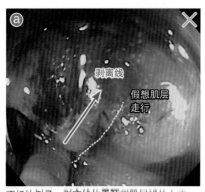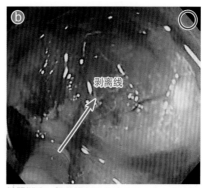

ⓐ 剥离线　假想肌层走行　ⓑ 剥离线

不好的例子：剥离线处于预判肌层线的上方　　好的例子：瞄准预判肌层线的正上方，小小的差别会带来截然不同的结果

图11　在预判肌层线的正上方剥离

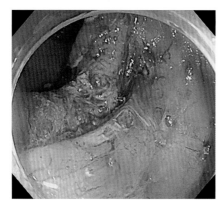

图12 突破纤维化后的状态

环周切开～剥离

对于胃角的病变要注意胃角弯曲度的变化。本例在突破纤维化的时候所幸同时越过了胃角，很快就不需要口侧黏膜的牵拉力了。这时候如果再往下钻会使口侧的切开变得困难，所以开始环周切开（图13①）。有的部位容易受呼吸的影响，因此要配合着呼吸，从切缘进刀，在和纤维垂直的方向剥离（图13②）。剥离要把对肌层的损伤控制在最小限度，不要切进病变，做安全的完整切除（图13③、④）。

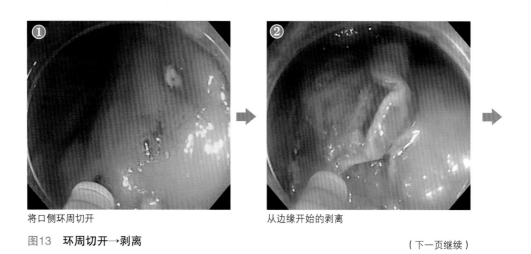

将口侧环周切开

从边缘开始的剥离

图13 环周切开→剥离

（下一页继续）

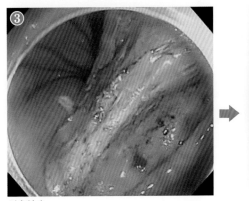

剥离结束

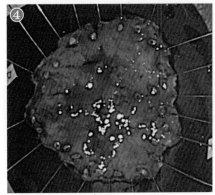

没有切入病变而完整切除

图13　环周切开→剥离（续）

Dr. 大圃的特别建议

　　本例是位于胃角的不好控制距离且有纤维化的病例，对于住院医来讲有可能是具有挑战性的病例。但是做法都是一样的，重要的是要有很好的策略并仔细地操作。在我们医院有M内镜，所以开始治疗不久就更换了内镜。假如没有M内镜，单靠前端型附件难度是非常高的。作为应急预案，也许用结肠用前端硬性部较长的内镜会使接近病变的操作更容易一些。另外使用IT-knife等钩住病变进行剥离也是有可能的。

4

【胃】

胃体下部大弯0-IIc movie

肌层直立，不易钻入黏膜下层，被水淹没……

病例

72岁男性，位于胃体下部前壁的35mm大小的0-IIc病变（ⓐ）

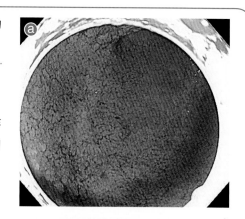

〈治疗方针〉

该部位难以接近病变，直镜下受呼吸影响较大，难以调节距离，反转操作可以用内镜顶着黏膜，操作性能稳定，但是存在镜角的操作及内镜自由度不够的问题。首先尝试在直镜下尽量接近病变（ⓑ、ⓒ）。

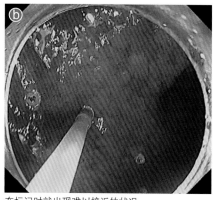

在标记时就出现难以接近的状况

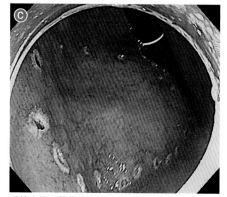

反转内镜后就能接近了

Hands On 开始！

STEP 1 标记

参照 ▶ 第2章-1

为了避免擦伤病变，先从口侧（近端）标记。另外即使在标记中也会引起出血，要考虑到由于重力造成的水（血液）流动的方向，从水（血液）流的下游（本例为胃大弯侧）开始标记（图1），在口侧用双标记做了标志。双标记要尽量在标记的内部没有病变的地方进行，如果在标记外就可能在ESD中弄错切开线。

STEP 2 局部注射

首先要做出近端（口侧）的黏膜瓣，同时将大弯侧切开，理由是由于重力存水，一旦出血会处理困难。我们在胃都是使用生理盐水注射，但是在大弯侧使用透明质酸更好一些。在大弯由于局部注射液容易弥散，不容易维持住隆起，另外弥散的局部注射液也容易在大弯侧扩散，加大治疗的难度（图2）。

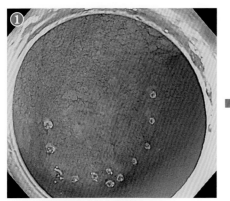

从近端沿着容易存水的大弯侧标记

图1 考虑到重力方向的标记

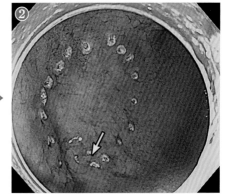

尽量在环周做密集的标记，在口侧做双重标记

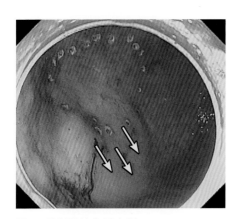

图2 注射液流向重力侧

虽然是在标记的附近注射，但是注射液流向了大弯侧（⇨）。

STEP 3 黏膜切开，修整

参照 ▶ 第2章-13

那么就从口侧向大弯侧切开。由于大弯侧黏膜肌层下方富有血管和脂肪，先做表浅的切开，切至刚刚到黏膜肌层，然后处理黏膜肌层下方的脂肪和血管。另外由于是在直镜下的操作，需要配合呼吸节奏。要把握时机，一点点仔细切开、修整。要牢记注意剥离深度（图3）。

STEP 4 难以接近时的对策

参照 ▶ 第2章-23

充分剥离近端后就开始周边的切开。但是本例在刚开始的时候就不好接近病变，随着时间推移，胃角逐渐远离内镜，变得不能接近，如果将钳子伸出过长有可能使内镜操作不稳定。

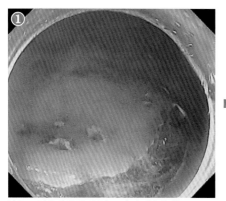

浅切开到黏膜肌层后用凝固电流进行修整

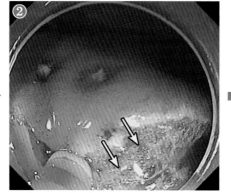

可以辨别出血管及脂肪（ ⇨ ）的部位

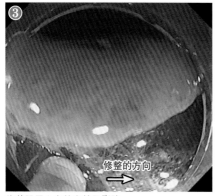

修整肌层上方的血管及脂肪

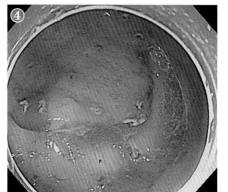

进入到肌层正上方正确的深度

图3　注意剥离深度行黏膜切开

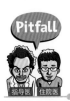

将钳子伸出较长是可以切的，但是……

movie㊳

> **住院医**：老师，想追加切开黏膜，但是如果不把钳子伸出太长就切不到。就这样切可以吗？
>
> **指导医**：的确把钳子伸长一些也许可能切到，但是一旦出血了，还能好接近吗？
>
> **住院医**：……
>
> **指导医**：胃内似乎还有很多的气体，先吸气看看。

在接近病变困难的时候先吸气，尝试变换体位，还可以更换内镜。但是并不是每个医院都有很多内镜型号可以选择，用现有的武器解决问题是关键。这里采用更简便的调整空气量的方法就能充分应对（图4）。

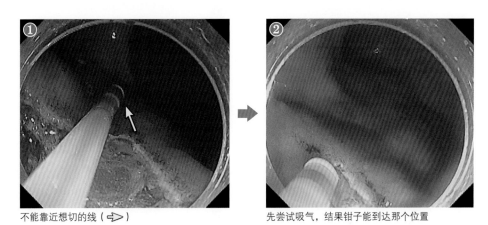

不能靠近想切的线（→）　先尝试吸气，结果钳子能到达那个位置

图4　吸气接近切开线

环周切开

达到充分钻入黏膜下层的目的后开始环周切开。因为依然不好接近，在切开的时候还是要很好地吸气，然后充分修整（图5）。

剥离

参照 ▶ 第2章-16，17，18

在直镜状态下从口侧剥离。在剥离的过程中内镜难免会变为推进状态，最终成为反转操作，不能很好地接近病变。再啰唆一下，在这时候还是要吸气维持距离（接近病变）。就像扛着病变一样，一边牵拉一边剥离（图6）。这个时候要切实钩住边缘，识别出哪个纤维在牵拉病变。

住院医：好了，深度也合适，视野也良好，下面就剩下剥离了。

指导医：嗯，这个状态下继续做下去病变的确能被切下来。但是我们再动动脑筋，希望能更高效率地切除。

住院医：想起来了，就是要发现残留的黏膜下纤维，更精准地钩住这些纤维的边缘吧。

指导医：明白了就这样做吧……

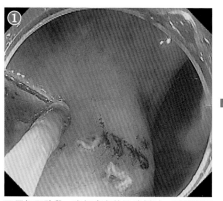

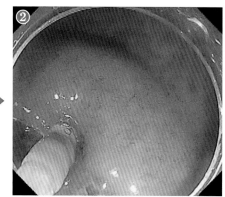

环周切开阶段，在切病变的远端侧时，虽然钳子伸出较长，也能切开……

吸气让病变接近，是和❶相同的位置。

图5　开始吸气环周切开

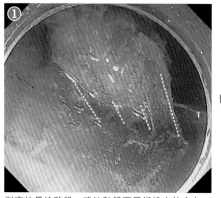

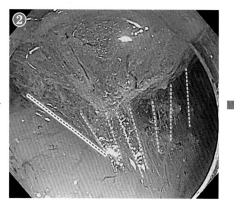

剥离的最终阶段，确认黏膜下层纤维束的方向，看清哪个纤维在牵拉，行高效的剥离。▫▫▫▫是黏膜下层纤维束的方向（第2章-17:扇贝柱理论）

像扛着病变一样推进内镜，可以清楚看到左侧的边缘（-----）

图6　剥离的最终阶段

（下一页继续）

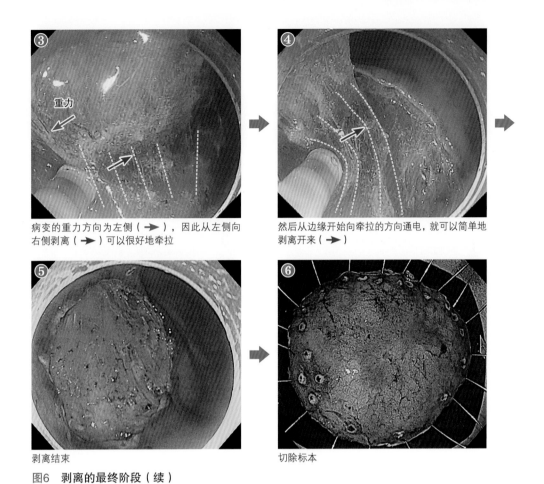

病变的重力方向为左侧（➤），因此从左侧向右侧剥离（➤）可以很好地牵拉

然后从边缘开始向牵拉的方向通电，就可以简单地剥离开来（➤）

剥离结束

切除标本

图6 剥离的最终阶段（续）

Dr. 大圃的特别建议

学习一段时间后总是能掌握一定的技术。但是希望大家思考一下如何高效地切、切除的顺序、剥离层、黏膜下纤维走行的方向、附件伸进的方向、如何更快、更完整地切除等问题，经常模拟一些场景来提高技术。

【胃】

胃体上部后壁0-IIc movie

脂肪和血管多，不能前进

82岁女性，病变为胃体上部后壁的15mm大小的0-IIc病变

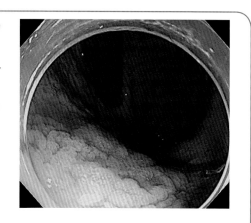

〈治疗方针〉

胃体上部后壁有从固有肌层发出的丰富的血管和纤维，脂肪也丰富，因此有必要处理血管，识别正确的剥离层。如果没有在正确深度下处理而进入脂肪和血管层，就会永远迷路。

STEP 1 标记

参照 ▶ 第2章-1, 24

本例在色素内镜下界限明确，但是由于黏液及内镜的剐蹭，界限变得不清楚。为了避免剐蹭黏膜，在反转操作下先从（内镜）近端，也就是从肛侧标记（图1）。

为了避免界限变得不清楚，要尽快标记4点，然后在4点标记之间填充标记。对胃体上部后壁口侧标记时，无论多么小心由于内镜的接近也会因内镜和钳子造成划伤，选择在直镜状态下标记也是一个方法。但是直镜下呼吸运动的影响较大，需要很好地配合呼吸。

STEP 2 局部注射

参照 ▶ 第2章-3

下面是局部注射，在没有决定注射点以前不要伸出针，避免无谓地刮到黏膜造成出血。本例由于是准备从肛侧钻入黏膜下层，因此就从肛侧切开。为了保持难得的良好视野，不要用右手刺入注射针，用内镜也能刺入注射针。如果用很大的动作伸出注射针，单单这个动作就有可能破坏视野（图2）。

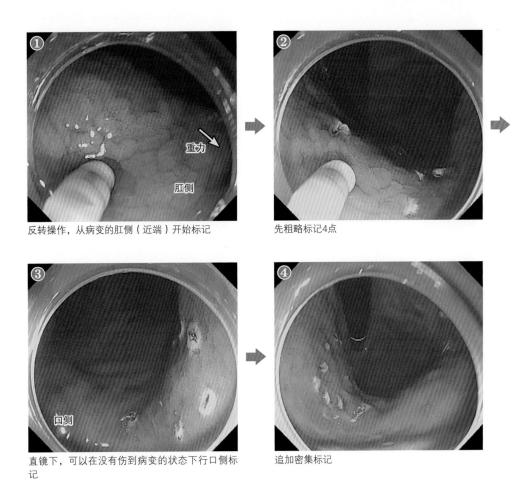

图1 不擦伤病变的标记

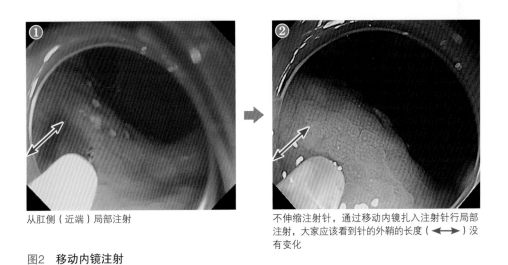

图2 移动内镜注射

STEP 3 黏膜切开～近端黏膜瓣的制作

参照 ▶ 第2章-13

下面展示的是如何钻入黏膜下层。本例位于胃体后壁，预测有丰富的血管及脂肪。先浅切至刚刚到黏膜肌层，然后用凝固模式修整剥离过程中出血多的血管及脂肪层（图3）。

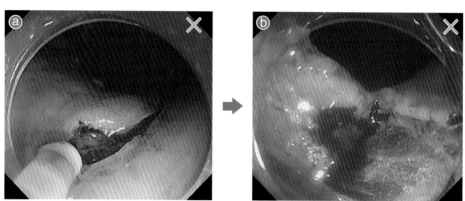

不好的例子：本例一口气切到黏膜肌层更深的层，出现了血管性出血

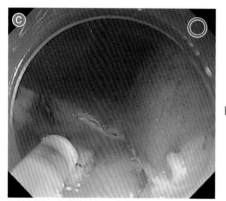

好的例子：先浅浅地切开黏膜

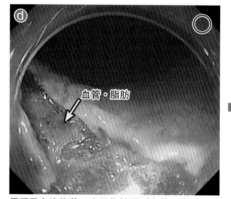

用凝固电流修整，由于能够识别血管及脂肪，处理恰当

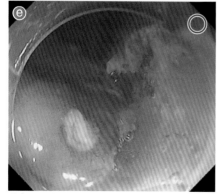

没有无谓的出血而完成了修整

图3 表浅地切开黏膜，用凝固模式修整

Pitfall

指导医 住院医

尽量做没有出血的黏膜切开 ~ 修整

movie⑤

住院医： 如何钻进去？第一大刀怎么切下去是最重要的，对吧？要把钳子使劲压下去切。

指导医： 喂喂，这里是出血多的部位，那样做会有好几个地方一起出血。

住院医： 但是开始切开时不能看见黏膜下层，因此看不到哪里出血呀……

指导医： 血管多的部位是黏膜肌层的正下方，所以先切到黏膜肌层，然后应该用凝固模式修整。

STEP 4 修整 ~ 剥离

参照 ▶ 第2章-13

　　修整血管丰富的层后进入正确的层（肌层正上方），这里血管和脂肪较少，可以进行常规剥离。即使通过努力修整处理好血管，但在其后如果没有进入正确的层剥离也没有意义。在出血多的比如胃体大弯的病变，是否在正确的层剥离难易度有天壤之别（图4）。关于这个病变（接近大弯的病变）的剥离策略，在近端（肛侧）

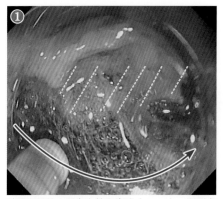

黏膜下层的上层有血管和脂肪（┅┅），要剥离其下面的层（➡）

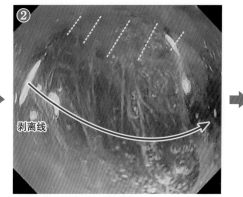

剥离线

黏膜下层的上层有血管和脂肪（┅┅），要剥离其下面的层（➡）

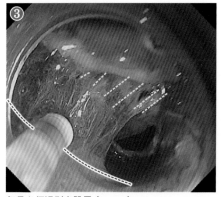

但是必须识别出肌层（┅┅）

图4　在识别出血管、脂肪、肌层的基础上剥离

做了黏膜瓣后该如何操作呢？看看下面的操作技巧（Pitfall）吧。

要考虑重力的方向再决定剥离的顺序

住院医：血管也处理了，黏膜瓣也大体做成了，那就从近端（肛侧）开始追加切开、剥离了。

指导医：喂喂，这是容易出血的病变，大弯侧也容易残留冲洗液，有出血造成病变被淹没的可能性。

住院医：那么，先处理重力侧（大弯侧）好一些吧？

指导医：是的，和食管C形切开是一个道理，小弯侧被牵拉，病变就会像飘在空中一样，这样就放心一些了（图5）。

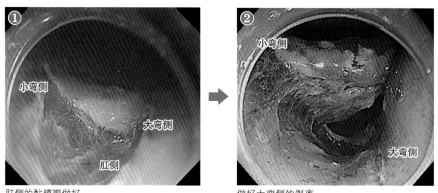

肛侧的黏膜瓣做好　　　　　　　　　　　　做好大弯侧的剥离

图5　做好黏膜瓣后从大弯侧开始剥离

环周切开

大弯侧充分剥离后行环周切开。反转状态下操作也是可以的，但是由于操作面狭小，牵拉也不能很好地传导，似乎效率不高。这种情况下，可以尝试直镜下的操作。不能说哪个就是正确的，不同的病例有所不同吧，要根据情况使用。这个病例在直镜下内镜的可操作性、牵拉的情况似乎都更好（图6）。重力的作用要一直利用到最后，小弯侧留下哪怕一点儿黏膜也好，要一直留到不需要为止。

剥离

剥离到这个程度，几乎没有剩下多少黏膜下层了，要一鼓作气在正确的层内剥离到最后（图7）。

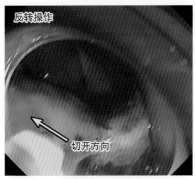

环周切开。反转下操作，空间狭小

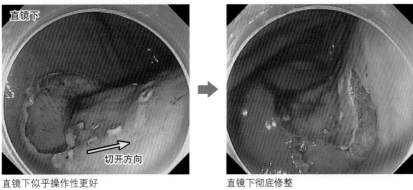

直镜下似乎操作性更好　　　　　　　直镜下彻底修整

图6　反转操作和直镜操作的比较

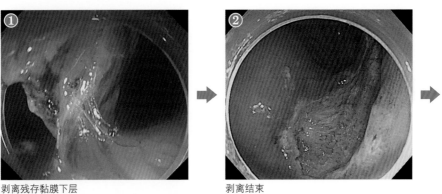

剥离残存黏膜下层　　　　　　　　　剥离结束

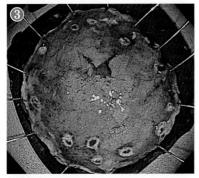

切除标本

图7　剥离剩下的黏膜下层

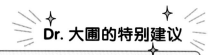

Dr. 大圃的特别建议

　　胃大弯侧的病变有血管和脂肪丰富的层，在那个层操作会永远陷入迷宫，因此要进入正确的层剥离。

　　因为能预测到会出现一定程度的出血，所以要从容易存水的大弯侧开始处理，否则就会追悔莫及。这个病变的难易度取决于操作者，因此正确的剥离策略是重要的。

Case 6

【结肠】

直肠LST-GM movie

反转？不反转？

病例

41岁女性，病变为从Ra到Rs的50mm大小的LST-GM。

〈治疗方针〉

本病变位于直肠，如果术前判定操作性没有问题，我们就会使用转弯半径小的胃镜治疗。

首先从哪个位置钻进去，口侧还是肛侧，哪个会好一些呢？

单纯从内镜图片来看，似乎视野好的反转操作更好一些，但是反转操作的操作性略差，会稍微别扭一些。到黏膜切开都没有问题，但是到钻入黏膜下层会有些困难。在充分吸气后观察直镜下的操作能充分看清楚口侧，通过注射形成隆起后视野也会好一些。这样看来，采用内镜操作方便的直镜下的操作会更好一些。

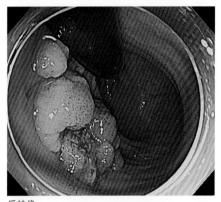

反转像

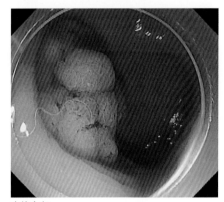

直镜方向

Hands On 开始！

STEP 1 局部注射

参照 ▶ 第2章-4

决定了治疗方针后，先从近端（肛侧）局部注射。

本例在内镜没有接触的状态下，从病变肛侧到口侧是下坡，这样的状态下由于注射针与黏膜几乎接近水平的角度，注射液难以进入好的层，也不能形成高的隆起

（图1）。在这时要利用好透明帽，通过将近端黏膜压下去给黏膜一个牵拉，尽量将黏膜与注射针的轴接近垂直后再局部注射（图2）。

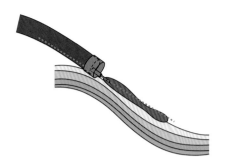

注射针没有朝向黏膜下层，而是进到浅层，注射针尖擦着黏膜

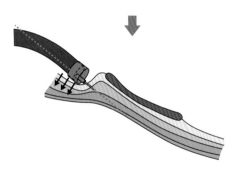

用内镜将病变近端的黏膜向下压，使注射针的轴朝向黏膜下层，相对于黏膜，针尖也呈垂直方向，更容易刺入黏膜下层

图1　用透明帽压下近端

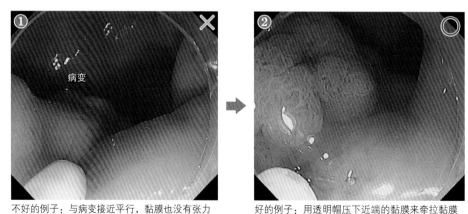

不好的例子：与病变接近平行，黏膜也没有张力　　好的例子：用透明帽压下近端的黏膜来牵拉黏膜

图2　与黏膜垂直方向注射

当确认注射液进入到黏膜下层后，为了打出更高的隆起，要吸气并将针尖拉向管腔侧（图3），但是注意，不要给针尖太大的牵拉，否则在针眼处或相当于针长度的针附近（笔者医院为4mm）的黏膜会破裂，使打进去的注射液漏出。

 STEP 2 黏膜切开

参照 ▶ 第2章-7

下面就是黏膜切开，有必要选择钻入黏膜下层的方向进行黏膜切开，需要创造钻进去的空间，为了在最初的黏膜切开后做个黏膜瓣，要做U形切开。在黏膜切开之前是注射液形成的隆起最高的时候，因此在最初切开时要切开多大才有利于剥离也是一个要点。要用一定程度的力量（将切开刀）压下（注射形成的隆起），第一刀要切开黏膜、黏膜肌层还有少量的黏膜下层，那么在做U形切开时从病变的哪个部位开始切合适呢？

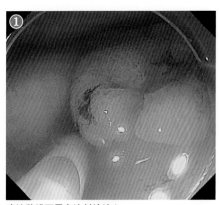

确认黏膜下层有注射液注入

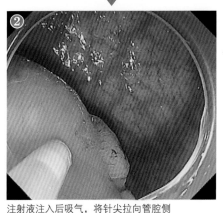

注射液注入后吸气，将针尖拉向管腔侧

图3 局部注射形成高的隆起

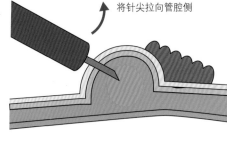

将针尖拉向管腔侧

不要光看眼前，要俯瞰全貌

住院医：局部注射液打进去了，现在就开始黏膜切开吧（图4）。

指导医：打算从哪里开始切？

住院医：从近端做黏膜瓣，要做U形切开吧？

指导医：（不是那样的……）看起来哪里不好切？

住院医：重力侧（❸的画面6点方向）管腔塌陷，看着不好切。

指导医：是的，上边是什么时候都能切的，最后切也都可以，但是如果先切上边反倒使重力侧塌下来难以切开，还是从6点方向切为好。

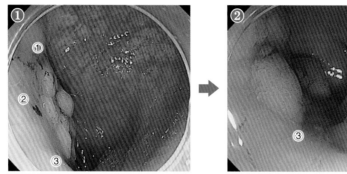

① 局部注射后

② 重力侧③的位置管腔塌陷，看起来最难

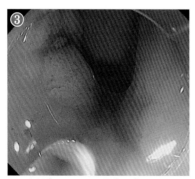

③ 从重力侧③开始，然后按②→①的顺序切开

图4　从难切的部位开始黏膜切开

STEP 3　钻进去

参照 ▶ 第2章–12

　　下面就是顺利钻进去的时候。在黏膜切开时，将黏膜及黏膜肌层切开了一些，因此可以直接钻进去。在这里尝试一下**QC法**（Quick and Clean method）钻入黏膜下层（在直肠，由于有较多的血管，要慎重使用QC法，在没有明显的血管的时候可以使用。本例在直肠乙状结肠交界，血管也少，就采用了该方法）。如果确切地压

下去切，即使出血也能够很快明确出血点并充分止血（图5）。在这里如果犹豫不决地用凝固模式进行不彻底的切开，不仅不能钻进去，还看不到出血点。紧紧钩住边缘并用透明帽抬起黏膜，就可以获得很好的黏膜下层视野。这里是决定胜负的时刻，要把能用的手段都用上。

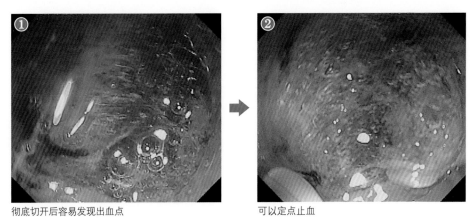

彻底切开后容易发现出血点　　　　　　　可以定点止血

图5　采用QC法容易观察到出血点

虽说想快点儿（Quick），单单着急是不行的

movie ❼

住院医：想快点儿做，但是位置不好，不容易做好。

指导医：光着急是不能很快钻到黏膜下层的，一步步扎实做好的结果才是快。不能把这点搞错。

住院医：钩住边缘时右手不能离开，用左手伸出钳子到想切的部位定点切开……好像能钻进去了（图6）。

指导医：还好，还过得去啊（稍微好一些了）。

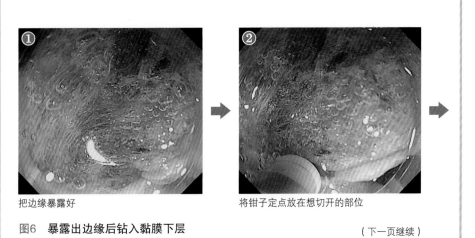

把边缘暴露好　　　　　　　　　　　　　将钳子定点放在想切开的部位

图6　暴露出边缘后钻入黏膜下层

（下一页继续）

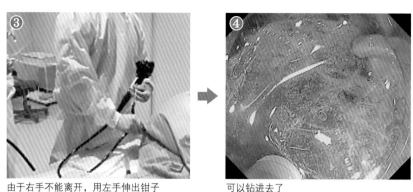

| 由于右手不能离开，用左手伸出钳子 | 可以钻进去了 |

图6　暴露出边缘后钻入黏膜下层（续）

STEP 4　边缘的修整，终点

参照 ▶ 第2章–13

近端能够钻进去后，下面就是边缘的修整及制作终点。由于还需要黏膜牵拉，所以在重力反方向（画面的0点方向）留下黏膜。突破黏膜肌层后将边缘修整好会使剥离的阶段变得轻松。

在直镜下或反转操作制作终点（口侧）各有优点和缺点，重要的是在理解这些的基础上选择，不明白而单纯强调哪一个好而选择是没有意义的。

本例如前所述是在直镜状态下操作的，结果在修整终点时不能剥离病变下的黏膜下层，那么修整要在哪里做呢？终点这个词仅从字面上我们就知道，如果不明确设定就不会清楚哪里是终点。不仅如此，终点也包括病变的边缘，如果不切实做好修整就有可能残留病变。因此要在正常黏膜侧切实做好修整以安全地处理边缘（图7）。

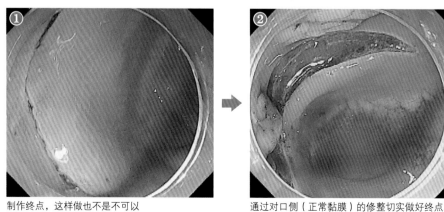

| 制作终点，这样做也不是不可以 | 通过对口侧（正常黏膜）的修整切实做好终点 |

图7　修整正常黏膜侧来制作终点

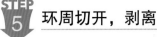
环周切开，剥离

参照 ▶ 第2章－18

在留下重力对侧黏膜的情况下，对重力侧进行充分的修整、剥离（图8），口侧的剥离也在推进。充分剥离重力侧后，在判断不再需要黏膜的牵拉时进行环周切开（图9），后边就只剩下剥离了。这时候也要用透明帽把纤维立起来，要一直有意识地将黏膜下层的纤维束牵拉开后高效率地剥离下去（图10～图12）。

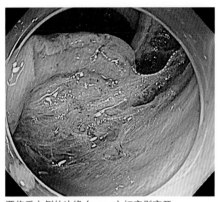

要将重力侧的边缘（▬▬▬）切实剥离开

图8 重力侧的剥离

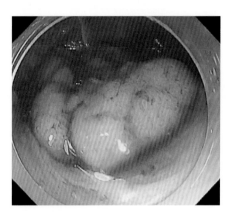

图9 环周切开

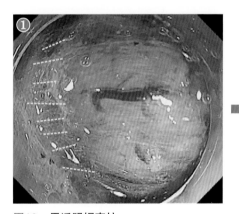

图10 用透明帽牵拉

用透明帽牵拉黏膜下层的纤维束（▬▬▬）。

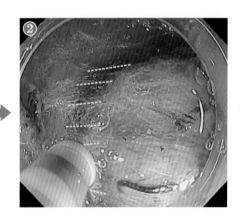

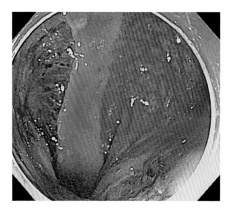

图11 完整切除

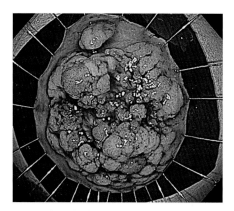

图12 切除标本

Dr. 大圃的特别建议

　　在结肠中，直肠的病变并不是操作性不好的，但是由于存在弯曲因此也绝不简单。大家都关心如何更快地钻进去，但是还想啰唆一句：急急忙忙地做不见得快，有效、确切地操作的结果才更快。

Case 7

【结肠】

乙状结肠LST-NG（PD）movie

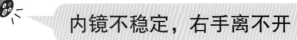

内镜不稳定，右手离不开

病例

66岁男性，病变位于乙状结肠，为约半周的40mmLST-NG（PD）。

〈治疗方针〉

本病变位于乙状结肠，内镜不稳定。为了稳定视野右手需要扶着镜子，所以左手的操作变得更重要。

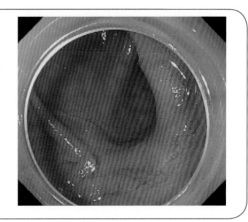

Hands On 开始！

STEP 1 局部注射

参照 ▶ 第2章-3

想钻进去，首先应从近端（肛侧）局部注射（图1）。但是，这个病变位于相当于乙状结肠的最高点的S-top，右手离开内镜就不能保持视野。有在推进镜子时刺入注射针的方法，但是在穿刺黏膜的过程中需要利用注射针尖的快速伸出，因此不适

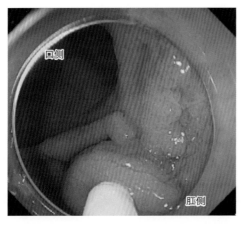

回侧

肛侧

图1　在肛侧注射

用于本病变。我们用右手同时拿着注射针和内镜进行黏膜下注射（图2）。

一旦注射液进入黏膜下层，后面的追加注射就简单了。但是在这个阶段不要慌乱，一定要注射到隆起的根部，并尽量减少注射的次数。"针眼的数量要尽量少！！"，注射的次数多会增加针眼，使注射液外溢，且打到血管使出血风险增加。

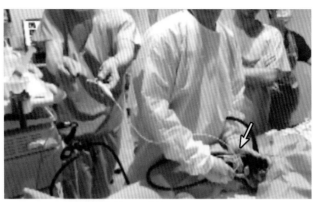

图2　右手同时拿着内镜和注射针
用右手同时进行内镜及钳子的操作（ ⇨ ）。

 黏膜切开

参照 ▶ 第2章-14

在食管要先做好终点，而在结肠我们优先钻入黏膜下层。过去我们是从制作终点开始的，但是在很多教住院医的过程中，发现大家觉得最困难的是钻入黏膜下层。在这时候假如用右手去伸出钳子就可能造成内镜远离病变，我们可以练习在右手把持内镜的基础上用左手伸出钳子的技术（图3，参照第1章-3）。

那么就开始黏膜切开吧。

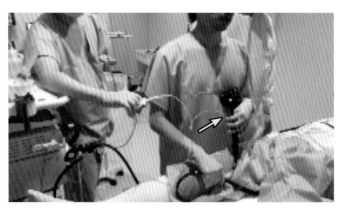

图3　用右手持镜左手伸出钳子
要用左手伸出钳子

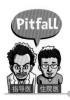

指导医　住院医

开始操作重要的黏膜切开

movie

住院医：局部注射进去了就开始黏膜切开。

指导医：牵拉好了吗？

住院医：想是那么想的……（图4）。

指导医：那么要像描图一样做切开。开始切开的时候是隆起最高的阶段，此时是切好的最佳机会。刀要用力压向黏膜的方向（附件的长轴方向）（图5）。

住院医：肌层有些吓人。

指导医：开始的时候隆起很明确，所以没问题。而且压下去的方向是平行于肌层的方向，不是朝着肌层压下去的（不过在最初的阶段是可以向远端使劲压下去的）。

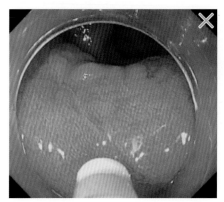

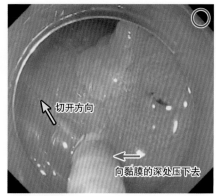

图4　**不好的例子**

前端仅仅是接触了黏膜，没有沿着附件的长轴向远端压下去，像描图一样的切法是不可以的

图5　**好的例子**

前端不仅在切开的方向，还向远端（附件的长轴方向）有压下去的力量

STEP 3　剥离黏膜下层

参照 ● 第2章-14

　　虽然切开了近端（肛侧），但是没有能很好地将病变抬举起来。用钳子翻起来看看哪里还有纤维残留，这时候如果不认真找就不能确认哪里有纤维残留。

指导医　住院医

哪里的纤维还没有切断？

movie

住院医：很难钻进去啊。哪里还没有被切断？

指导医：用钳子翻起来看看？

住院医：不清楚……（图6）。

指导医：先调整空气量，充分吸气。针要收回去以免碰到黏膜。看看，黏膜下层能看见了吧？（图7、图8）

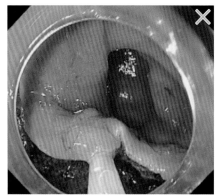

图6　不好的例子

不清楚哪里有纤维残留

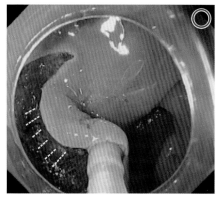

图7　好的例子

可以清楚地看到残留的黏膜下层纤维（┉┉）

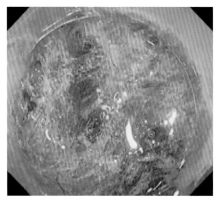

图8　发现需要切断的纤维

把该部位剥离后就可以钻进去了

STEP 4 边缘的修整（+延长修整边缘）　参照 ▶ 第2章–16

　　当近端（肛侧）能够钻进去后，下面就是终点及边缘的切开。这时候并不仅仅是切开黏膜，还要完全切断黏膜肌层，并向侧方充分修整（图9）。在这里偷懒留下纤维最终会很麻烦，主要是在最后局部注射液也不能很好地注入。在充分修整边缘达到在任何时候都能很好剥离的状态后开始环周切开吧（图10）。

STEP 5 环周切开，剥离

　　完成环周切开后就是剥离了。如果做好边缘的修整，再接着继续这样做下去当然也是没有问题的。

　　在结肠变换体位有时候是非常有效的，在操作困难的时候请稍微冷静一下。本例在最后的剥离阶段稍微难了一些，通过体位变换视野一下子好起来（图11、图

12），达到没有损伤肌层而安全完整地切除病变（图13、图14）。

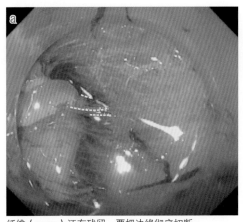

纤维（▭▭▭）还有残留，要把边缘彻底切断　　　　边缘部分被切断，还要把剩下的（▭▭▭）也剥下来

图9　彻底处理边缘

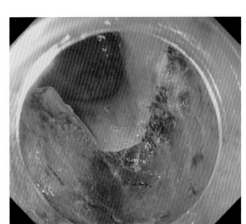

图10　顺畅的剥离状态

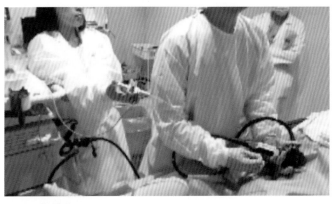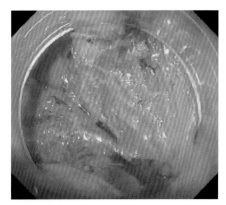

图11　仰卧位

黏膜下层不能被牵拉时，残留的黏膜下层也看不清楚。

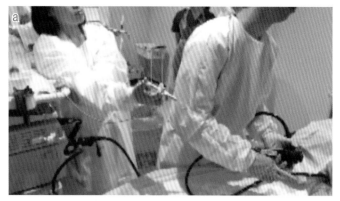

图12　左侧卧位

更换体位非常有效

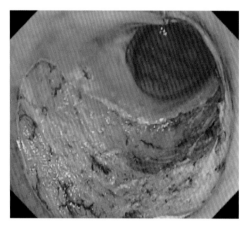

图13　剥离结束

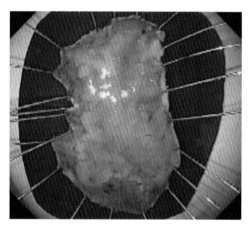

图14　切除标本

Case 8

【结肠】

盲肠LST-NG（PD） movie

肠管（肌层）垂直于内镜的病变，如何做呢？

病例

66岁女性，病变为位于盲肠的50mm的LST-NG（PD）。

〈治疗方针〉

这个病变位于盲肠的回盲瓣和阑尾开口之间。在盲肠，肠管壁总是和内镜呈垂直关系（**ⓑ**），随着操作时间的延长、近端肠管被拉长，有可能使操作性变得不好。另外肠壁薄，需要慎重地操作。考虑到可操作性，推荐在仰卧位开始操作，也可以适当地结合变换体位。

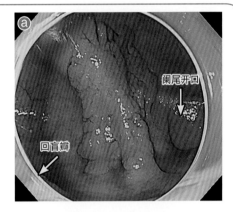

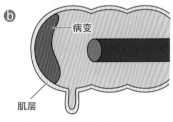

在盲肠，肌层垂直于内镜

  Hands On 开始！

STEP 1 局部注射

参照 ▶ 第2章-3, 4

这个位置的病变也需要钻进黏膜下层，注射点要选择有利于从6点方向钻进去的部位。由于重力在6点方向（图1），把这边留下会使病变更向重力的方向落下来，最终的结果会是一筹莫展。

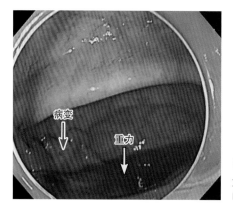

图1 在盲肠要考虑黏膜移动方向

重力在6点方向，如果在12点方向剥离会使病变向6点方向落下来

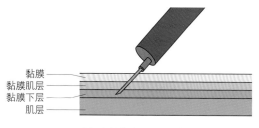

黏膜

黏膜肌层

黏膜下层

肌层

局部注射前黏膜下层只有很小的空间

图2 局部注射时注意针不要脱出

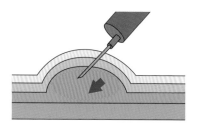

局部注射形成空间后，为了防止针脱出，把针扎入更深（➡）

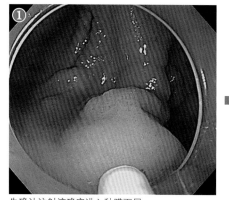

①

先确认注射液确实进入黏膜下层

②

刺入针

注射液打进去后将针扎深一些以免针尖脱出

图3 第一次注射后将针扎入更深一些

在盲肠会出现注射后隆起不好的现象，要有意识地做好隆起。在升结肠和盲肠，局部注射稍难一些（我想大家在做EMR时有过经验），在扎注射针时内镜由于反作用力会被推回来，所以力量不易传到针尖。用内镜扎入注射针不会消耗掉穿刺的力量，因此可成功注射。黏膜下层开始确实有注射液进入且注射液注入一定程度

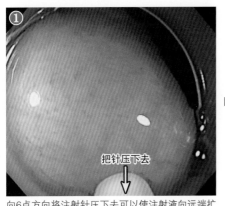

把针压下去

向6点方向将注射针压下去可以使注射液向远端扩散

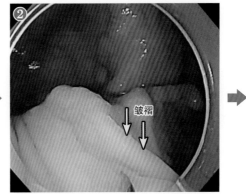

皱褶

注射后如果黏膜出现皱褶（➡）则不好切开。黏膜展开的时候更易切开，因此局部注射要以黏膜展开为目标进行。现在做追加注射吧

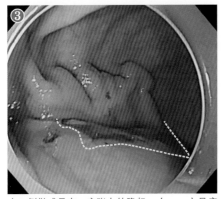

在口侧做成具有一定张力的隆起，（▭▭▭）是病变的界限

图4 设计隆起

后要和往常一样将针扎入深部，防止针尖脱出（图2、图3）。要做成高的具有张力的隆起，需要调整针尖来设计隆起（图4）。

黏膜切开，钻入

参照 ▶ 第2章-10, 11

下面开始黏膜切开，和过去一样要U形切开。在存水的部位（6点方向）的上方肠管和内镜是垂直的。在隆起很好的地方开始黏膜切开是关键，要将附件确实压下去，第一刀要切开黏膜、黏膜肌层还有少量的黏膜下层（图5）。

U形切开后接着就做黏膜瓣，这个病例黏膜下层没有很容易地展开，所以识别黏膜下层就困难了。原则上当然是要处理眼前能看到的地方，但是在钻进去以前并不是在眼前都能看到需要切的纤维，这时候做一些盲切是不得已的事情。为了更安全地切除，将钳子伸出稍长一些并略抬起，以免前端朝向肌层。当然我们要注意不损伤肌层，同时钳子在抬向黏膜方向时也不要伤及已经剥离的黏膜，要向平行肌

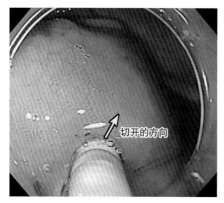

图5　黏膜切开
要确切地压下去切开

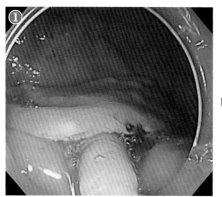

①将钳子平行于肌层滑入黏膜下层

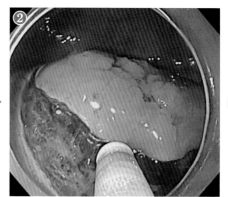

②在确认肌层走行的基础上将钳子伸出较长，用外鞘翻起黏膜剥离

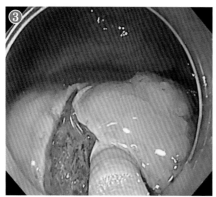

③用外鞘翻起黏膜时要略抬举钳子，但是注意不要伤到黏膜并平行于肌层剥离

图6　注意肌层做安全的切开

　　层的方向伸入钳子剥离纤维（图6）。剥离到一定程度后就会顺利地钻入黏膜下层（图7）。

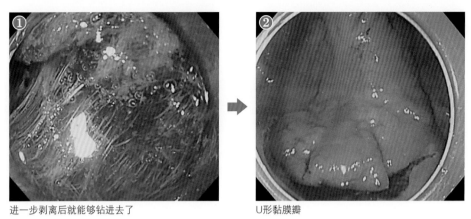

进一步剥离后就能够钻进去了 　　　　　　　　　U形黏膜瓣

图7　钻进去

STEP 3　剥离

U形切开部分的剥离结束后，在两侧追加黏膜切开并进一步剥离（图8）。

但是到了病变的中心，肌层垂直于内镜使剥离变得困难，在这时候尝试改变重力方向。

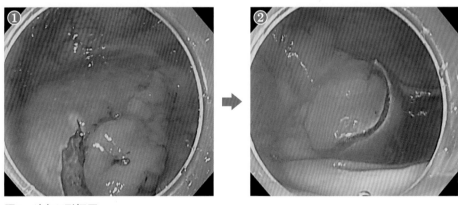

图8　追加U形切开

在结肠可以改变重力的方向

movie39

住院医：到了病变的中心了，这边开始剥离难度大了……

指导医：那么，变换体位如何？

住院医：（麻烦啊）……那样就不好操作了。

指导医：当然操作性会变得不好，但是，重力的方向改变了不少。哪个方法都不算太好（图9），这个部位的操作是欲速则不达。

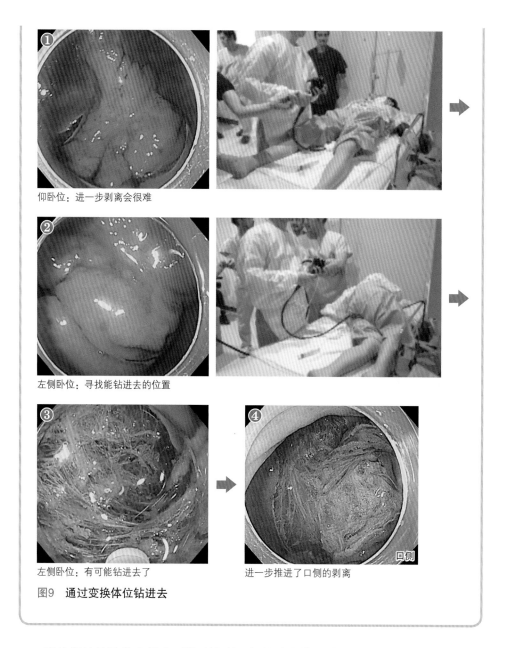

仰卧位：进一步剥离会很难

左侧卧位：寻找能钻进去的位置

左侧卧位：有可能钻进去了

进一步推进了口侧的剥离

口侧

图9　通过变换体位钻进去

　　当然保持仰卧位也是有可能剥离的，但是稍微停下来尝试一下变换体位，这并不需要太多的时间。由仰卧位到左侧卧位使病变的左侧能更安全地剥离。当然和仰卧位比较，内镜的操作性能并不太好，因此将口侧（重力侧）剥离后再回到仰卧位。

STEP 4　环周切开→剥离

参照 ▶ 第2章-25

　　回到仰卧位。通过留下口侧（重力的对侧）黏膜防止重力侧病变垂落。到了这个程度，切开口侧黏膜也不要紧了，要在剥离完成到这个阶段后才能进行环周切开。其实环周切开在哪个阶段都是能做的，但是切开后消失的黏膜牵拉力是不可恢复的，因此要充分考虑好了再切开。还有为了防止处理边缘困难，事先修整好边缘也是重要的。

当切开重力对侧12点方向的黏膜时，病变会由于重力垂向6点方向（图10）。这时候向左右哪个方向剥离都可以，由于病变垂向6点方向，即使不用透明帽等辅助，黏膜下层也会自己形成向6点下垂的牵拉，那就从12点向6点推进剥离。常规视野下肌层位于6点方向，病变位于12点方向，现在是上下相反的，重力充分起效，在眼前直立的肌层在视野中可以一边看着一边剥离，因此是安全的。必要时可以再向病变（重力）侧向下打钮用透明帽压下病变，黏膜下层和肌层更容易识别出来。但是一定不要忘记眼前直立的肌层（图11）。

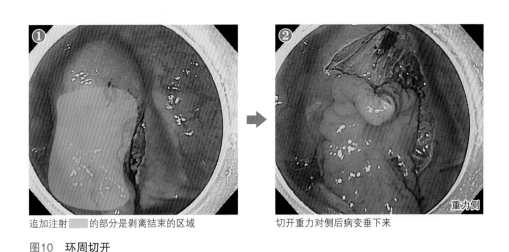

①追加注射▇▇的部分是剥离结束的区域　　②切开重力对侧后病变垂下来　重力侧

图10　环周切开

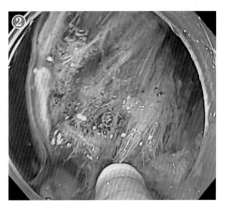

①通过透明帽压下病变给黏膜下层牵拉的力量　　②还可以把肌层放在视野里处置

图11　一边看着黏膜下层和肌层一边处理

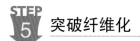

参照 ▶ 第2章-27，28

STEP 5 突破纤维化

　　本例中心部存在纤维化（图12），因此要坚持到最后不要泄气。不是广泛纤维化的情况下，要通过剥离没有纤维化的两侧来假想肌层的走行。继续剥离没有纤维化的部分，然后将两侧的线连接起来，就是假想肌层的走行。对于纤维化的部分如

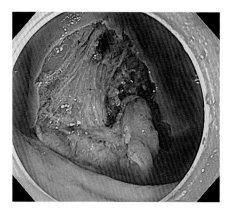

图12　中心部发现纤维化

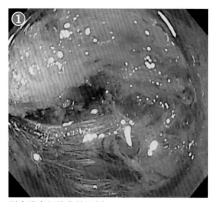

剥离没有纤维化的两侧

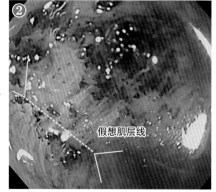

假想肌层线

露出中心纤维化的部分，以两侧肌层的走行为标准设定假想线

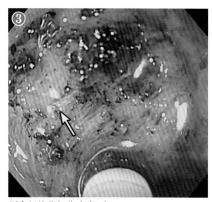

剥离纤维化部分（⇨）

图13　看清肌层（走行）线剥离纤维化部分

果没有确实地牵拉就不能使剥离进展，这个病变肌层就在眼前，必须要看清切开线
（图13）。

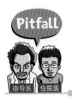

要时刻注意到肌层走行线

movie❺⑨

住院医：剥离了两侧，纤维化部分露出来了，按照假想线剥离吧。

指导医：不断推进的方法好是好，但是眼前纤维化部分的里面就是肌层，不要忘记要获得
更广的视野。

住院医：如何安全地剥离呢？

指导医：不要着急，要一点点拉起纤维切断（图14～图16）。如果觉得会损伤肌层，采用
全方位钩刀（第2章–28）技术剥离，这是在盲肠区域操作必需的技术。

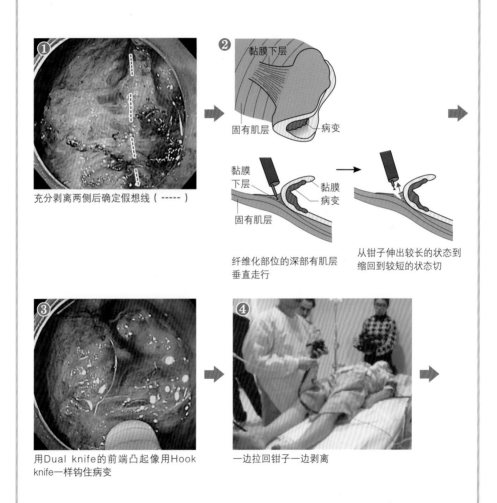

① 充分剥离两侧后确定假想线（-----）

② 黏膜下层　固有肌层　病变

纤维化部位的深部有肌层垂直走行

从钳子伸出较长的状态到缩回到较短的状态切

③ 用Dual knife的前端凸起像用Hook knife一样钩住病变

④ 一边拉回钳子一边剥离

图14　注意肌层，一点点剥离纤维（全方向钩刀）

（下一页继续）

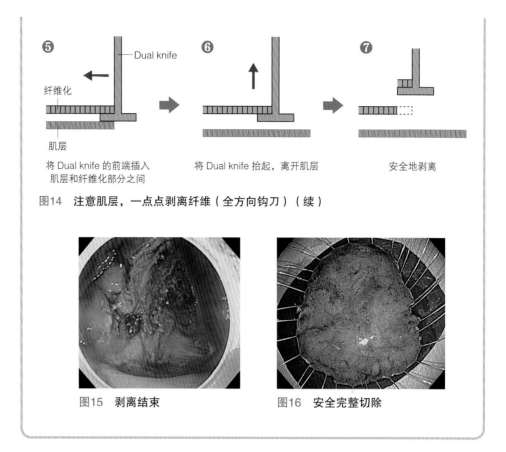

❺ Dual knife

纤维化

肌层

将 Dual knife 的前端插入
肌层和纤维化部分之间

❻

将 Dual knife 抬起，离开肌层

❼

安全地剥离

图14　注意肌层，一点点剥离纤维（全方向钩刀）（续）

图15　剥离结束

图16　安全完整切除

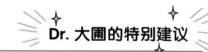

Dr. 大圃的特别建议

　　盲肠由于肌层在正面、壁薄、容易纤维化等原因，是剥离难度大的部位，随时需要使用全方位钩刀技术。在结肠可以通过变换体位改变重力，要好好利用这一方法。欲速则……虽然变换体位有些麻烦，但是遇到困难时视野常常会有戏剧性的改善。要注意重力方向、肌层走行、黏膜下层纤维束的朝向，总之需要在广阔的视野下本着俯瞰病变的心态切除。